Geheimnis der Gesundheit:

NATRON

Anwendungsmöglichkeiten bei akuten und chronischen Beschwerden

In der ersten Hälfte unseres Lebens opfern wir unsere Gesundheit, um Geld zu erwerben, in der zweiten Hälfte opfern wir unser Geld, um die Gesundheit wiederzuerlangen. Und während dieser Zeit gehen Gesundheit und Leben von dannen.

Voltaire (1694 - 1778),
französischer Philosoph der Aufklärung,
Historiker und Geschichts-Schriftsteller

Hinweis

Die Informationen in diesem Buch wurden in öffentlich zugänglichen Quellen recherchiert. Es betrifft vor allem Natron, das zur Gesundheitsvorsorge von etlichen Leuten angewendet wird. Alle Angaben sind ohne Gewähr. Die Informationen in diesem Buch ersetzen keinen Arzt oder Heilpraktiker. Der Autor haftet nicht für Schäden, die für aus der möglichen Anwendung der beschriebenen Massnahmen entstehen.

**Wer einem Arzt sein Vertrauen schenkt,
braucht sich über die hohen Kosten nicht zu wundern.**

(Selbstverständlich kann das auch für andere Berufsgruppen gelten)

Vorwort

Nierenschmerzen, Atemnot, Asthma, Migräne, der Schlafapnoe ähnelnde Beschwerden, Konzentrationsschwierigkeiten, starke Rückenschmerzen, Schwindel, Übelkeit, kalte Hände und Füsse und Verstopfung. Das waren meine Beschwerden, die wie aus dem Nichts aufzutauchen schienen und mich ziemlich jäh aus der Bahn warfen. Die vielen Ärzte, die ich dadurch kennenlernte, waren sich einig: Psychische Probleme! Doch ich war anderer Meinung.

Arzt: «Ich finde nichts. Sie haben vermutlich eine psychische Störung. Es sieht für mich wie eine posttraumatische Störung aus.» Ich: «Kann ich mir nicht vorstellen. Hätte ich da nicht andere Symptome, wie Schlafstörungen oder Albträume oder so?»

Kardiologe: «Ihr Puls ist ziemlich hoch, 120 Schläge pro Minute. Und das konstant. Haben Sie Angst?» Ich: «Ich? Nein, wieso?» Er: «Es handelt sich um ein eindeutiges Symptom.» Ich: «Sehe ich aus, als hätte ich Angst? Zittere ich, schwitze ich oder sehe ich irgendwie getrieben aus?» Er: «Nein, aber meine Diagnose ist eindeutig.» Ich: «Gibt es noch andere Möglichkeiten?» Er: «Ja, da gibt es viele, aber bei Ihnen ist es Angst.»

Bei der Besprechung des verordneten 24-Stunden-EKG's nahm die leitende Kardiologin die falsche Auswertung – also die eines anderen Patienten - in die Finger und erklärte: «Ganz klar: eine Angststörung.» Ich: «Entschuldigen Sie, aber nehmen Sie doch das Papier, wo mein Name draufsteht.» Sie greift sich das andere Diagramm: «Wie gesagt: psychische Probleme.» Ich: «Was zeigt die Kurve denn zur Schlafenszeit?» Sie: «Sieben Stunden durchgeschlafen.» Ich: «Meinen Sie, ein von Angst geplagter Mensch schläft sieben Stunden durch? Wo geht denn die Angst nachts hin?» Sie wütend: «Sehen Sie's endlich ein. Machen Sie etwas dagegen.»

Weitere Entsendungen zu verschiedenen Medizinspezialisten brachten immer dieselben Resultate. Meine Angst schien für alle der Auslöser für die Beschwerden sein. Schliesslich liess ich mich zu einem Psychiater überweisen. Da wurde mir dann aber etwas mulmig.

Psychiater: «Ich sehe momentan nicht, was Ihre Beschwerden auslösen könnte. Nehmen Sie mal die hier (hält mir eine Packung mit Neuroleptika hin).» Ich: «Die brauche ich wohl nicht.» Er: «Ist denn Ihr Leidensdruck nicht gross genug?» Ich: «Es muss was anderes sein.» (Ok, das sagen wohl die meisten.)

Weiter führte mich mein Übelstand zu alten Freunden, zu einem geistigen Heiler und einem Heilpraktiker. Beide fanden in meditativen und hypnotischen Sitzungen keinen Hinweis auf eine Angststörung.

«Da kann etwas nicht stimmen», sagte ich mir. «Da muss noch etwas sein, das der Klärung, bzw. Entdeckung bedarf.» Die Frage an mich selbst lautete: «Was noch?» In diesem Fall also, was kann noch für diese Beschwerden in Frage kommen ausser psychischen Problemen? Immer und immer wieder stellte ich mir - und anderen - diese Frage.

Schliesslich, nach monatelanger Suche, stiess ich auf ein Konzept, das die Beschwerden voll umfänglich zu erklären schien und das nicht einmal die Profis kannten oder vielleicht nur nicht verraten wollten. Dieses Konzept nannte sich Säure-Basen-Haushalt. Hatte ich noch nie gehört. Man kann ja nicht alles wissen.

Die jahrelange und nicht spürbare Übersäuerung - die latente Azidose oder auch Gewebsazidose (Azidose = Übersäuerung) - könnte demnach meine Leiden verursacht haben, welche in die akute Übersäuerung (akute Azidose) führten. Danach suchte ich tage- und nächtelang in Büchern, Fachzeitschriften und im Internet nach weiteren Hinweisen. Ich schlussfolgerte unter anderem:

Die Lehre vom Säure-Basen-Haushalt gehört heutzutage zum Berufsgeheimnis vieler Fachleute im Gesundheitswesen und in der Pharmaindustrie. Oder sie kennen es ganz einfach nicht.

Und so kam es dann, dass auf meinem Radar das Wort Natron aufleuchtete. Was ich da alles für Anwendungen kennengelernt hatte, war fast nicht zu glauben. Durchwegs staunend habe ich nun in diesem Buch zusammengetragen, was so alles an Anwendungen im Bereich der Gesundheit vorgeschlagen wird. Spannend fand ich zudem, dass niemand, den ich auf Natron und die Übersäuerung des Körpers angesprochen hatte, von der Wirkung - und manche nicht einmal von der Existenz - dieses Mittels und von der Übersäuerung wussten. Selbstverständlich ist Natron kein Wundermittel, dennoch ist sein positiver Einfluss auf den «sauren» Körper und auf eine ungesunde Lebensweise nicht von der Hand zu weisen.

Schon seit hundert Jahren weiss man, dass durch die Übersäuerung unseres Organismus gesundheitliche Beeinträchtigungen entstehen, die viele Erscheinungsformen haben. Ein **Buch**[1], das ich gefunden habe stammt aus dem Jahr 1933. Ein wichtiger Grund für diese Übersäuerung finden wir in unserem Lebensstil: Wir essen zu viel und haben gleichzeitig noch ungünstige Nahrungsmittel wie Süssigkeiten und Spaghetti auf unseren Tellern, Kaffee und Alkohol in unseren Tassen und Gläsern. Über die Übersäuerung gibt es gute Literatur und man findet auch im Internet sehr gute Websites zu diesem Thema. Wenn Sie sich dafür interessieren, dann werden Sie sehen, wie vielfältig und ideenreich die Empfehlungen zur Ernährung sind und was man sich sonst noch Gutes tun kann. Falls Sie dies zum ersten Mal hören, habe ich im Anhang kurz die Problematik der Übersäuerung und was man dagegen tun kann im Anhang aufgegriffen. Ebenso gehe ich dort auf die sehr vielfältigen und versteckten Gründe ein, die das Säure-Basen-Konzept unseres Körpers empfindlich stören können.

Der Inhalt dieses Buches gilt nicht als Empfehlung zur Einnahme, bzw. Anwendung von Natron und es soll auch nicht der Eindruck entstehen, dass mit Natron alle Probleme gelöst werden können. Vielmehr soll es Ihren Geist öffnen. Bleiben Sie kritisch und forschen Sie nach Lösungen. Manchmal gibt es Auswege aus einer Situation, die erst nach mühsamen und langwierigen Suchaktionen zum Vorschein kommen.

---

[1] A friend in need, Facts worth knowing about ARM&HAMMER baking soda as a proved medicinal agent, 1933, https://fb.docs.com/PFAM

Bitte beachten Sie besonders:

Es gibt viele Verwendungsmöglichkeiten von Natron für Ihre Gesundheit. Ein wichtiger Kritikpunkt für den Gebrauch von Natron ist, dass die Aufnahme von Vitaminen und Mineralien behindert werden kann. Natron selbst ist nährstoffarm. Darum gehört gegebenenfalls eine gesonderte Einnahme an verschiedenen Mikronährstoffen gleichzeitig zu Ihrem täglichen Ritual. Wenn Sie zudem schon Medikamente von Ihrem Arzt verschrieben bekommen haben, dann besprechen Sie die Einnahme von Natron mit Ihrem Arzt, Apotheker oder Heilpraktiker.

Während der Schwangerschaft oder Stillzeit soll kein Natron eingenommen werden. Das gleiche gilt für Menschen mit zu hohem Blutdruck. Ebenso ist Natron für Kinder bis fünf Jahre nicht geeignet (andere Quellen nennen auch 12 Jahre). Aber auch hier gilt der Einzelfall. Scheuen Sie sich nicht davor, Ihrem Arzt von der Wirkungs- und Behandlungsmöglichkeit zu erzählen, wenn Sie denken, dass es helfen könnte. Im Übrigen sei Natron nicht zur Daueranwendung geeignet. Sobald die akuten Beschwerden abklingen, sollte wieder eine Pause eingelegt werden. Das ist meistens nach ungefähr zwei bis drei Wochen der Fall.

Des Weiteren - gemäss meinen Recherchen - verändert Natron den pH-Wert im Verdauungstrakt sowie in den Nieren. Dies könnte die Wirkstoffaufnahme sowie die Ausscheidung einiger Substanzen stören. (Acetylsalicylsäure, Mineralkortikoide, Diuretika, Alpha-Sympathomimetika, Anticholinergika, tri- und tetrazyklische Antidepressiva, Barbiturate, Ciprofloxacin, Captopril und Chinidin, Glukokortikoide, H2-Rezeptorenblocker).

Besprechen Sie auf jeden Fall die Einnahme von Natron mit einem Arzt oder Heilpraktiker, wenn Sie an gesundheitlichen Störungen leiden und Medikamente dagegen nehmen.

Als seltene Nebenwirkungen werden Durchfall, Blähungen, Bauchschmerzen und Übelkeit erwähnt. Vielleicht war gegebenenfalls die Dosis auch zu hoch.

Weiter erwähnenswert[2]:

- Trinken Sie nie mehr als sechs Mal Natron pro 24 Stunden. Wenn Sie über 60 sind, dann werden drei Anwendungen als Obergrenze angesehen.

- Nehmen Sie Natron nicht länger als zwei Wochen ein (gilt vorwiegend für höhere Dosierungen).

- Natron kann Ihren Vitamin- und Mineralstoffspiegel senken, insbesondere werden die B-Vitamine und Chrom genannt.

- Keine Einnahme von Natron, wenn Sie sich natriumarm ernähren müssen (bei hohem Blutdruck). Bei langfristiger Anwendung soll sich der Natriumspiegel erhöhen und der Calciumspiegel senken.

- Personen, die Ödeme, Lebererkrankungen und/oder Nierenerkrankungen haben, sollten kein Natron einnehmen.

- Trinken Sie Natron nur, wenn es sich vollständig im Wasser aufgelöst hat

- Nehmen Sie Natron nur auf leeren Magen ein; eine Stunde vor dem Essen und drei Stunden nach dem Essen.

- Hohe Dosen von Natron können Durchfall verursachen. Ist dies der Fall, halbieren Sie die Dosis oder machen eine kurze Pause.

- Fragen Sie Ihren Arzt, wenn Sie Schwellungen der Füsse, Schwäche, verlangsamte Atmung, oder Übelkeit verspüren.

---

[2] World Wide Web, diverse Quellen

Der Autor übernimmt keine Haftung für Anwendungen von Natron, die in diesem Buch beschrieben sind. Im Zweifelsfall, oder wenn Sie sonstige Fragen haben, informieren Sie Ihren Arzt, Apotheker oder Heilpraktiker über Ihr Vorhaben.

Inhaltsverzeichnis

Was ist Natron

Zu Grossmutters Zeiten war Natron allgegenwärtig. So ziemlich in jedem Haushalt hatte man dieses weisse Pulver vorrätig. Das lag vor allem an der enormen Vielfalt an Anwendungsmöglichkeiten und am verschwindend geringen Preis. Natron wurde als Reinigungs- und Desinfektionsmittel gebraucht sowie zur Körperpflege, Geruchsneutralisation und auch zum Kochen und Backen, um nur einige Beispiele zu nennen.

Heutzutage ist Natron leider etwas ins Abseits geraten. Irgendwie läuft das ja mit Grossmutters unübertrefflichen Kochrezepten genauso. Kein Wunder also, dass man es erst wieder so richtig entdecken muss. Im Internet wird man überwiegend mit Haushaltstricks versorgt. Die medizinischen Möglichkeiten haben es jedoch ebenso in sich. Es arbeitet vor allem gegen die Übersäuerung unseres Körpers und hievt das saure Milieu wieder gegen und in das gesunde basische, was uns die jugendliche Beschwingtheit - zumindest teilweise - wieder zurückgeben kann.

Natron ist auch bekannt als Backpulver, wobei man erwähnen muss, dass das gewöhnliche Backpulver noch andere Substanzen enthält. Darum bitte nur reines «Backpulver», genannt Natron, verwenden.

In der Schweiz wird Natron als Pulver verkauft, das in Drogerien, Apotheken und grösseren Supermärkten günstig gekauft werden kann. Im benachbarten Ausland ist es auch als Kaiser-Natron oder Bullrichsalz zu haben, entweder in Pulver oder auch in Tablettenform, mit oder ohne Mineralstoffzusatz.
Die Lebensmittelindustrie codiert Natron als Lebensmittelzusatzstoff **E500**.

Was kann Natron

Natron besitzt das Rüstzeug, den ph-Wert unseres Körpers auszugleichen. Anders gesagt, es wirkt basisch. Ein Übermass an Säure kann (meist nach jahrzehntelangem latentem, minimalem Säureüberschuss) zu unterschiedlichsten Krankheiten führen, darunter Osteoporose, Arthritis, Asthma, bis hin zu Tumorerkrankungen wie Krebs, der besonders gut im sauren Klima gedeiht. Regelmässige Einnahme von Natron verschiebt die pH-Werte in Richtung neutral und ermöglicht unserem Körper, seine Gesundheit auf ein ungeahntes Niveau anzuheben.

Um die Wirkung von Natron zu verstehen, muss man sich zunächst bewusstwerden, was die Folgen von zu viel Säure Körper sind. Ein konstant saurer pH-Wert führt zur Überlastung von Milz, Leber, Herz und Nieren. Um diese Säuren zu puffern, raubt der Körper die dringend benötigten Mineralien aus den Knochen und dem Gewebe und leitet diese an einen anderen, dringender benötigten Platz im Körper.

So drehen sich die Mineralien sozusagen im Kreis, weil gerade keine anderen verfügbar sind. Da geht es vorwiegend um Kalzium, Magnesium, Natrium und Kalium. Diese permanenten Umschichtungen der körpereigenen Stoffe kann zu chronischen Erkrankungen wie Osteoporose, Nierensteinen, Verlust von Muskelmasse und Beeinträchtigung der Muskelfunktion sowie Herzkrankheiten, Diabetes, Krebs, Arthritis und anderen Krankheiten führen.

Woher kommt Natron?

Natron ist ein natürliches, in der Natur vorkommendes Salz. Auf dem amerikanischen und afrikanischen Kontinent bestehen solche Vorkommen in der Natur und werden zusammen mit anderen Produkten von Menschen abgebaut. In Europa wird Natron auf andere Weise gewonnen. Es wird aus Kochsalz hergestellt, indem man das enthaltene Chlorid mit Carbonat tauscht. Meine Chemiekenntnisse reichen für eine bessere Erklärung leider nicht aus.

Wer braucht Natron?

Natron könnte eigentlich beinahe jeder Mensch gebrauchen, denn im Allgemeinen sind wir alle übersäuert - ausser Sie achten bereits gründlich auf Ihren Lebensstil. In diesem Buch geht es um den gesundheitlichen Nutzen von Natron. Manch einer wird sich denken, er habe das nicht nötig, weil er sich fit wie ein Turnschuh fühlt. Das mag sein. Dennoch ist die latente Übersäuerung bei sehr vielen Menschen, vor allem in den Industrienationen, eine Angelegenheit, die nicht unterschätzt werden darf. Im Anhang dieses Buches finden Sie eine Liste von Beschwerdebildern (Mediziner und Krankenkassen nennen sie auch Krankheiten), die in vielen Fällen auf diese latente, also unsichtbare und schleichende Übersäuerung zurückgeführt werden können.

Was bedeutet eigentlich «ich bin übersäuert»?

Der Säure-Basen-Haushalt unseres Körpers wird im Anhang kurz vorgestellt. Darüber gibt es viele Bücher. Ich als Laie kann nicht allzu detailliert davon berichten. Das Gebiet ist ziemlich wissensintensiv. Zudem gibt es leichte Abweichungen in Bezug darauf, was gut ist und was nicht, aber das sind eben Details.

Von Säuren in unserem Körper ist die Rede, wenn Stoffe dazu geeignet sind, uns krank zu machen. Studien lassen vermuten, dass ca. 8 von 10 Personen in unserer Gesellschaft leicht bis schwer übersäuert sind, sich also - anders ausgedrückt - schon vergiftet haben. Das klingt hart, trifft es aber ziemlich genau.

Ein Grossteil unserer Säurelast führen wir mit unseren Essgewohnheiten zu. Vieles was wir geniessen, bildet Säure beim Abbau im Verdauungstrakt, den sogenannten Säurerest. Dazu kommen gegebenenfalls Medikamente, die sehr häufig negativ auf den Säure-Basen-Haushalt einwirken. Klar, die Medis wirken und können durchaus Sinn machen, aber man soll das im Hinterkopf behalten.

Stress, Ärger, Zorn, Trauer, Zucker, Kaffee, Zigarettenrauch, Colagetränke und Autoabgase und noch vieles mehr machen uns «sauer». Weiter kommt Wasserstoff dazu. Wenn wir Saures (eigentlich sollte es heissen, Nahrungsmittel, die Säure enthalten) essen, bringen wir viele Wasserstoff-Ionen in unseren Körper. Die machen dann den Ausscheidungsorganen (Darm, Leber, Niere, Lunge und auch der Haut) ziemlich zu schaffen. Viele Krankheitsbilder, die wir unter diversen Namen kennen, können die Folge davon sein. Je nach Konstitution eines Menschen und seinen Gewohnheiten werden die schädlichen Stoffe gut oder eben weniger gut ausgeschieden. Eine Liste von solchen Krankheiten finden Sie im Anhang.

Die Übersäuerung kann auch zu Mineralstoffmangel führen, bzw. ist auch ein Mangel an basenbildenden Mineralien in unserem Organismus.

Ausserdem verändert sich die Fliesseigenschaft (Viskosität) des Blutes, bzw. der roten Blutkörperchen. Eine andauernde Übersäuerung lässt die winzigen roten Blutkörperchen träge werden, bis sie schliesslich gar nicht mehr so gewillt sind, flexibel zu agieren. Diese elastischen Erythrozyten, so werden die roten Blutkörperchen in der Fachsprache genannt, können sich nicht mehr durch die noch winzigeren kleinsten Blutgefässe (Kapillare) hindurch schlängeln. In Fachkreisen wird dann von der Azidosestarre der Erythrozyten gesprochen.

Falls Sie etwa gleich alt sind wie ich, dann kennen Sie bestimmt noch die holländische Formwandlerfamilie Barbapapa, deren Mitglieder ihre Form beliebig ändern und locker durch kleinste Löcher schlüpfen können. Diese Familienmitglieder werden hoffentlich nie an einer Übersäuerung leiden.

Als Beispiel für diese Starre der Erythrozyten nenne ich hier den Hörsturz: Im Innenohr sind diese Kapillare äusserst fein. Wo eben die roten Blutkörperchen normalerweise gerade noch hindurchfliessen konnten, stellt jetzt diese Aufgabe ein immer grösser werdendes Hindernis dar, bis es schliesslich gar nicht mehr geht. Das ist die physische Ursache des Hörsturzes. Die Betroffenen sind akut übersäuert und der unmittelbare Eilgang zum Arzt ist unvermeidlich.

Die Medizin unterscheidet zwei Arten von Übersäuerungen. Sie sprechen von respiratorischer oder metabolischer Azidose, wobei die respiratorische und die metabolische Azidose akut auftreten und den pH-Wert des Blutes **messbar** verschieben. Die latente Azidose erscheint noch nicht bei allen Medizinern auf dem Radar, da diese im Blut nicht nachweisbar ist. Nach wissenschaftlichen Methoden ist sie nicht objektiv bestimmbar. Das heisst, es kann keine Diagnose vergeben werden. Die möglichen Diagnosen sind nämlich eindeutig klassifiziert.

Latente Azidose

Mit der latenten Azidose ist die Gewebsazidose gemeint. Dabei werden die Säuren oder die Giftstoffe schleichend und unbemerkt ins Bindegewebe verschoben und dort gelagert, bis diese ausgeschieden werden können. Das ist z. B. bei einer Fastenkur oder sonstigen Diäten der Fall, auch etwa bei Grippe oder Fieber oder wenn wir schwitzen. Diese Form von Übersäuerung trifft denn auch fast jeden von uns. Bei Ausscheidungsproblemen dieser Säuren treten unter Umständen leichte bis starke gesundheitliche Probleme auf, die dann keiner offensichtlichen Ursache zugeschrieben werden können. Wie beim Beispiel Hörsturz schon erwähnt, können diese Gewebsazidosen lokal auftreten. Hexenschuss, Rückenschmerzen oder ein geschwollenes Gelenk sollen hier stellvertretend für viele anderen Erscheinungsformen genannt werden.

Die Medizin scheint diesen Mechanismus noch nicht in all ihre Studienbücher geschrieben zu haben. Es stellt sich für mich als Laie ausserdem die Frage, ob diese latente Azidose nicht auch in eine der beiden nun folgenden und medizinisch anerkannten Azidosen führen können.

Respiratorische Azidose

Die respiratorische Azidose entsteht durch schlechte Atmungsgewohnheiten oder durch Beeinträchtigungen der Lungenfunktion (Asthma, Medikamente etc.). Wer aus irgendeinem Grund nicht mehr regelmässig in den Bauch hinein atmet, d.h. oberflächlich oder zu schnell atmet, bekommt früher oder später Probleme mit seinem Wohlbefinden. Durch anhaltende Brustatmung kann diese Form der Übersäuerung entstehen. Zudem ist auch die Schlafapnoe eine Ursache oder eine Folge für diese Form der akuten und messbaren Azidose.

Metabolische Azidose

Diese stoffwechselbedingte akute Übersäuerung zeigt sich dadurch, dass die Niere mit dem Abbau der Säure nicht nachkommt, entweder weil sie Funktionsprobleme hat oder weil zu viel saure Produkte auf einmal abgebaut werden müssen. Hier trifft es auch Menschen, die dauernd extreme Kraft- oder Ausdauerleistungen vollbringen. Im Blut ist die metabolische wie auch die respiratorische Azidose durch einen gesunkenen pH-Wert nachweisbar. Diese Form wird von der Medizin mit Natriumhydrogencarbonat, sprich Natron, behandelt.

Was es zu beachten gilt

In den folgenden Kapiteln stelle ich Ihnen einige Anwendungsbereiche von Natron für Ihre Gesundheit und Ihr Wohlergehen vor. Meine Recherchen ergaben eine Fülle von Anwendungsgebieten. Natron kann als Mittel zur akuten Behandlung als auch zur Gesundheitsvorsorge angewendet werden. Lassen Sie sich überraschen von den vielen Möglichkeiten dieses Pulvers.

Aber Achtung:

Natron ersetzt keine gesunde Lebensführung und vor allem keine ausgewogene und zur Mehrheit basische Ernährung.

Die Anwendung von Natron ist hauptsächlich als kurzfristiges Mittel empfohlen, entweder bei akuten Beschwerden oder auch zur Kur. Dauerhafte Einnahme wird wegen fehlenden Mineralstoffen nicht vorgeschlagen. Ich bin aber auch auf Verwendungstipps gestossen, die es erlauben sollen, Natron täglich einzunehmen und/oder äusserlich anzuwenden. Aber noch einmal: Es ist besser, einen gesunden Lebensstil zu führen, als durch ständiges «Natronisieren» dem Körper Gesundheit vorzugaukeln, die er eigentlich nicht hat.

Es kann sich durchaus lohnen mit Natron zu experimentieren. Als Start einer Entsäuerung sowie als Kur zwei oder dreimal pro Jahr - so bin ich der Meinung - kann sich Natron problemlos behaupten.

Herxheimer-Reaktion - Erstverschlimmerung der Symptome

Wenn im Körper Bakterien, Pilze oder Parasiten durch geeignete Mittel (in unserem Fall ist das Natron) absterben, können dadurch Gifte mit denen wir schon belastet sind, verschiedene Beschwerden hervorrufen. Häufig werden dabei nicht nur diese Organismen angegriffen und ausgeschieden, sondern zusätzlich noch angesammelte Schwermetalle (besonders in Pilzen vorhanden). Die Reaktion kann sich deutlich spürbar zeigen und den Betroffenen stärker belasten als die bereits vorhandenen Krankheitssymptome. Man nennt das Erstverschlimmerung. Wie das Wort schon erahnen lässt, handelt es sich um eine vorübergehende Verschlechterung des Befindens. Im Falle einer Schwermetallbelastung zum Beispiel lösen sich nun mit dem Pilz diese Ansammlungen und wandern durch den Darm in Richtung Ausgang. Unter Umständen - sollte es nicht gleich Durchfallartig sein - werden Teile dieser Schwermetalle noch ins Blut befördert. Des Weiteren werden die Leber, die Harnwege und der Dickdarm übermässig belastet. Dadurch sucht sich der Körper weitere Organe aus, die bei der Entgiftung unterstützen können. Das sind Lunge, Haut und Nasennebenhöhlen (Aha! Falls Sie jetzt denken, Sie wären dauernd erkältet.)

Es gibt verschiedene Anzeichen von Erstverschlimmerungen, wie zum Beispiel Kopfschmerzen, Durchfall, Fieber, Juckreiz, Gelenkschmerzen, Übelkeit, nächtliches Schwitzen und noch einige mehr.

Wie Sie die Kontrolle über die Natron-Einnahme behalten

Über Ihren Urin können Sie einen Teil des Säure-Basen-Haushaltes des Körpers gut im Auge behalten. Dazu gibt es sogenanntes Indikatorpapier, auch pH-Wert-Teststreifen genannt. Diese Papierschnipsel ändern je nach Säure-Basen-Status (ausgeschiedene Wasserstoff-Ionen) ihre Farbe. Man kann sie in Drogerien oder Apotheken kaufen. Ein gemessener pH-Wert im Urin von 6,8 und niedriger gilt als sauer und eine Einnahme von Basenmitteln, wie das in diesem Buch erwähnte Natron, ist angezeigt. **Einmal pro Tag ist mindestens einmal ein Wert von 7,5 – 8,0 erstrebenswert**[3]. Zu Beginn der Messungen ist es ideal, bei jedem Toilettengang den Wert zu bestimmen, so sehen Sie, wie die Werte bei Ihnen tagsüber variieren.

Es hilft eine Tabelle zu erstellen. Je saurer der Wert umso höher die tägliche Dosis. Im Idealfall würde man natürlich kein Natron benötigen. Bedenken muss man aber auch, dass die Art und Menge der Lebensmittel und Flüssigkeiten, Gemütslage, Stress und auch Nahrungsergänzungsmittel den pH-Wert direkt beeinflussen.
Die Messung Ihres Speichels wäre eine weitere Möglichkeit. Dort herrscht allerdings ein anderes Klima, bzw. ein anderer pH-Wert. Ich beschränke mich in diesem Buch auf den Wert des Urins. Dieser ist zwar nicht umfassend aussagekräftig. Er sagt im Grunde nur aus, wieviel Wasserstoff ausgeschieden wird. Tiefer pH-Wert gleich sauer. Das ist das, was die sogenannte extrazelluläre Entsäuerung betrifft, das heisst ausserhalb der Zellen. In dieser Erklärungstheorie wird dazu noch die intrazelluläre Säurebelastung erwähnt: die Säure innerhalb der Körperzellen. Diese müssten mit Kalium und Magnesium positiv beeinflusst werden können[4].

---

[3] Jungbrunnen Entsäuerung: Wohlbefinden rundum durch ein harmonisches Säure-Basen-Verhältnis, Kurt Tepperwein, 2001

[4] Dr. Jacobs Weg des genussvollen Verzichts, Dr. med. Ludwig Manfred Jacob,

Wie teste ich, ob ich übersäuert bin?

Es gibt einen Test, mit dem Sie einfach bestimmen können, ob auch Sie übersäuert sind. Dazu geben Sie einen Teelöffel Natron in ein Glas (2 dl) Wasser und trinken dieses sofort. Der Geschmack ist gewöhnungsbedürftig. Nachspülen mit einem Glas reinem Wasser bringt die Gesichtszüge wieder auf die Spur. Wenn Ihr im Urin gemessener pH-Wert innerhalb einer Stunde nicht auf oder über den Wert von 7,5 steigt, dann gelten Sie in Heilpraktikerkreisen als übersäuert und eine Kur erscheint vor diesem Fakt unumgänglich. Die Korrektur ins basische Milieu braucht Zeit, bedenken Sie daher folgendes:

Was du in Jahrzehnten deinem Körper angetan hast, kann nicht innerhalb weniger Wochen oder Monaten wieder zum Verschwinden gebracht werden.

2013

Natron bei akuten und chronischen Beschwerden

Herzinfarkt

Der Herzinfarkt ist eine Folge von Übersäuerung[5]. Der Herzinfarkt wird durch Stress begünstigt, wobei Stress bei jedem von uns etwas anderes bedeutet. Tatsächlich jedoch soll bei den allermeisten Vorfällen der Hauptgrund eines Herzinfarktes in ungünstigen Ernährungsgewohnheiten zu finden sein, was zu der viel erwähnten Übersäuerung führt. Bei der Übersäuerung verlieren die roten Blutkörperchen wie schon erwähnt ihre Elastizität (Viskosität) und können sich schliesslich nicht mehr durch die Gefässe zwängen. Es kommt zum Stau.

Als Sofortmassnahme erscheint die Einnahme eines schnell wirkenden Mittels, Natron, sinnvoll. Hier die Empfehlung:

Rasche Einnahme von 1 TL Natron, aufgelöst in ½ Glas Wasser. Ist der Betroffene nicht mehr fähig selbst zu trinken, dann die Lösung in die Mundwinkel träufeln.

Schlaganfall

Ebenso wie der Herzinfarkt soll ein Hirninfarkt die Folge einer unmittelbaren Säureflut sein, die der Körper nicht mehr zu verarbeiten vermag[6]. Die roten Blutkörperchen, welche bei chronischer Übersäuerung zu erstarren beginnen, durchdringen die Gefässwände auch hier nicht mehr und es kommt zum Rückstau.

---

[5] Jungbrunnen Entsäuerung: Wohlbefinden rundum durch ein harmonisches Säure-Basen-Verhältnis, Kurt Tepperwein, 2001

Die Sofortmassnahme ist dieselbe wie beim Herzinfarkt beschrieben: 1 TL Natron, aufgelöst in ½ Glas Wasser, wenn möglich trinken, ansonsten Löffelchenweise in die Mundwinkel verabreichen.

Hörsturz

Ein Hörsturz kann als Folge u. a. von Stress, Lärm oder einer Infektion entstehen. Dabei soll eine lokal auftretende Übersäuerung im Innenohr für die Beschwerden verantwortlich sein. Gehen Sie bei akuten Problemen umgehend zum Arzt.

Vorher könnten Sie aber eine Natronlösung trinken, 1 TL auf ein Glas Wasser, sowie einen Wattebausch darin tränken und ins betroffene Ohr stecken[7].
Bei der Suche betreffend Hörsturz habe ich gelesen, dass ein hoher, leiser Pfeifton, der sich meistens in beiden Ohren gleich zeigt, durch Schwermetallbelastungen manifestieren kann. Zu denken ist hier an das Quecksilber in Amalgamfüllungen in den Zähnen sowie Blei und Kadmium aus Autoabgasen. Schwermetalle können u. a. durch die Einnahme von Algen therapiert werden, z. B. durch die AFA-Alge oder die Chlorella pyreneidosa.

Migräne

Bei den ersten Anzeichen von Migräne kann ein Teelöffel Natron in eine Tasse warmes Wasser eingerührt werden. Trinken Sie dieses umgehend und dann noch ein Glas Wasser hinterher.

---

[6] Jungbrunnen Entsäuerung: Wohlbefinden rundum durch ein harmonisches Säure-Basen-Verhältnis, Kurt Tepperwein, 2001

[7] Jungbrunnen Entsäuerung: Wohlbefinden rundum durch ein harmonisches Säure-Basen-Verhältnis, Kurt Tepperwein, 2001

Gallenkoliken

Bei Gallenkoliken, die mit Erbrechen einhergehen, kann man sich Erleichterung verschaffen, indem man einen Teelöffel Natron in 4 dl warmem (nie über 60°C) Wasser auflöst und in mehreren kleinen Schlucken Wasser trinkt.

Ich bin darauf gestossen, dass in vielen Fällen ein grober Vitamin C-Mangel für die Bildung von Gallensteinen verantwortlich sein soll. Empfohlen wird demnach die tägliche Einnahme von Vitamin C. Idealerweisen nehmen Sie bei Bedarf ein Magen schonendes Präparat. Die tägliche Menge an Vitamin C soll mindestens 2000 mg über den Tag verteilt betragen, pro Stunde ca. 200 mg. Vitamin C ist ein Elektronenspender. Und Elektronen sind essentiell für unsere Gesundheit. Dazu später mehr.

Nierenfunktion

Einem Artikel zufolge stellte eine **Universität** fest, dass die Einnahme von Natron die Nierenfunktion stärken, bzw. unterstützen konnte[8]. Dialyse-Patienten müssten dadurch weniger oft zur stationären Behandlung. Der Artikel ist aus dem Jahr 2009.

Eine tägliche Dosis Natron soll die Nierenfunktion verbessern. Zur gleichen Studie noch ein anderer **Bericht**[9].

---

[8] http://www.qmul.ac.uk/media/news/items/smd/17693.html

[9] http://www.dailymail.co.uk/health/article-1200287/Daily-dose-baking-soda-stop-kidney-patients-needing-dialysis.html

Gicht

Gichtschübe und -schmerzen können gelindert werden, wenn Sie 1/4 Liter Wasser mit 1/2 Teelöffel Natron vermischen und gleich trinken. Je nach Stärke der Beschwerden bis zu vier Mal am Tag wiederholen. Nehmen Sie auch ab und zu ein ausgedehntes Natronbad.

Wenn die Nieren mit der Harnsäureausscheidung überfordert sind, wie bei anderen Beschwerden auch, kann das zu Gicht führen. Gicht soll ein Schutz- und Warnmechanismus des Körpers sein. Durch dauerhaften Säureüberschuss bilden sich kristallartige Gebilde aus (Harnsäurekristalle), welche in der Nähe der Gelenke zu Entzündungen führen und sehr schmerzhaft sind.

Rheumatische Erkrankungen generell

Wissenschaftler berichteten[10] im Jahr 2018: Eine tägliche Dosis Natron kann helfen, die zerstörerische Entzündung von Autoimmunerkrankungen wie rheumatoide Arthritis zu reduzieren. Sie haben Beweise dafür gefunden, wie die Milz dadurch ermutigt wird, eine entzündungshemmende Umgebung zu fördern, die angesichts der entzündlichen Erkrankungsformen therapeutisch wirksam sein könnte. Selbst betroffen von Morbus Bechterew mache ich, sobald sich die Schmerzen ankündigen, eine Natronkur. Innerhalb weniger Tage klingen die Beschwerden wieder auf das erträgliche Minimum oder verschwinden gänzlich. Entzündung weg, Schmerz weg.

---

[10] https://www.sciencedaily.com/releases/2018/04/180425093745.htm

Rheumatismus ist ein Sammelbegriff für sehr unterschiedliche Erkrankungen des Bewegungsapparates. Dazu gehören die Muskeln, Sehnen, Gelenke, Knochen oder das Bindegewebe. Die Medizin kennt um die 200 rheumatische Erkrankungsformen. Zu rheumatischen Krankheiten zählen z. B. Morbus Bechterew, Fibromyalgie, Arthritis, Arthrose, Osteoporose, Weichteilrheuma und viele weitere.

Chronische Entzündungen wurden übrigens auch bei Depressionen festgestellt[11]. Obwohl Depressionen nicht zu rheumatischen Erkrankungen zählen, sollen sie an dieser Stelle Erwähnung finden. Blutuntersuchungen zeigten nämlich erhöhte Entzündungsmarker. Woher diese kommen ist nicht geklärt. Es gibt verschiedene Behandlungsmöglichkeiten gegen Depressionen, dennoch gibt es keine allgemein gültige Therapie, die für eine Mehrheit der Betroffenen funktioniert.

Darüber hinaus scheint es bei weiterführenden Recherchen beinahe, als ob Entzündungen so ziemlich jeder chronischen Krankheit zugrunde liegen. Dabei sollen genetische Prädispositionen mitbestimmen, wer z. B. eine Herzkrankheit, Krebs oder eine Zwangsstörung entwickelt. Viele Forscher sind aber überzeugt, dass Depressionen eine bedeutende entzündliche Komponente haben.

---

[11] https://www.huffpost.com/entry/mental-health_b_4264126

Burnout

Das Burnout ist ein Säure-Überschuss-Klassiker der Neuzeit. Die Wissenschaft vergibt keine eindeutige Diagnose, wenn es heisst: Sie sind ausgebrannt. Das ist auch klar, denn, beinahe bei keinen Beschwerden, die auf eine Entgleisung des Säure-Basen-Haushaltes hinweisen, wird von Medizinern, Pharmariesen oder Krankenkassen (ironischerweise manchmal auch Gesundheitskassen genannt) auf diesen Wirkmechanismus hingewiesen. Da wie bei anderen Beschwerden der Säureüberschuss in Richtung unspezifische und sogar bedrohliche akute Beschwerden zeigt, werden diese Symptome nun als einzelne Krankheit erkannt.

Das Burnout ist dabei nichts anderes als das Resultat einer meist jahrelang bestehenden Übersäuerung, die sich in einer (scheinbar) akuten Symptomatik präsentiert. Selbstverständlich können auch punktuelle Ereignisse im Leben eines Menschen ein Burnout hervorrufen.

Bei den ersten Anzeichen eines Burnouts (davon gibt es eine ganze Reihe) nehmen Sie sofort einen Teelöffel Natron und rühren ihn in ein grosses Glas mit lauwarmem Wasser.

Diese Lösung ist nur für unmittelbare Beschwerdenlinderung gedacht. Arbeiten Sie gegen die Übersäuerung ihres Körpers.

Panikattacken und Ängste

Die Ursache dieser Erkrankung ist immer noch nicht geklärt, aber es ist schon lange bekannt, dass die Anfälligkeit für Panikstörungen stark genetisch bedingt ist. Eine Studie aus dem Labor von John Wemmie von 2010 an der Universität von Iowa[12] lieferte möglicherweise einen wichtigen neuen Hinweis auf die zugrundeliegende Ursache für wiederkehrende Panikattacken: Es könnte sich um ein Problem des pH-Wertes handeln - des Säuregehalts an Schlüsselstellen im Gehirn.

Im Allgemeinen wird der pH-Wert unseres Gehirns sorgfältig reguliert. Ein starker Anstieg oder Abfall des Säuregehalts im Gehirn kann die Gehirnfunktion ernsthaft stören. Diese neue Studie deutet darauf hin, dass der pH-Wert manchmal in den Synapsen, den Kommunikationspunkten zwischen einzelnen Neuronen im Gehirn, steigen und fallen kann. Obwohl es mehrere wirksame Behandlungen für Menschen mit Panikstörung gibt, funktionieren die derzeitigen Behandlungsformen nicht bei allen Patienten.

Es gibt immer mehr Hinweise dafür, dass Bewegungstraining angstlösende und antipanische Effekte hat. Dies lädt zu der Spekulation ein, dass Bewegungstraining die Angst teilweise dadurch reduziert, dass es die Fähigkeit des Gehirns verbessert, überschüssige Säureansammlungen in säureempfindlichen Hirnregionen zu verhindern, die an der Angst beteiligt sind.

Möglicherweise könnte auch hier Natron zumindest unterstützend wirken. Betroffene könnten hierfür den Urin mit Indikatorpapier bei jedem Toilettengang messen, notieren und in einer Grafik darstellen. Vielleicht ergeben sich so weitere Ansätze für die Ausarbeitung neuer Behandlungsmethoden, bzw. korreliert der ph-Wert des Urins unter Umständen mit dem Auftreten der Angstbeschwerden. Das ist aber reine Spekulation meinerseits.

---

[12] https://www.scientificamerican.com/article/panic-attacks-as-ph-problem/

Radioaktive Verstrahlung und Bodenbelastung

Bei radioaktiver Verseuchung und bei erhöhter Strahlung ist Natron ein effektives Mittel, um sich vor der gefährlichen Kontamination zu schützen. Die Nieren sind in der Regel die ersten Organe, die Schäden nach einer Strahlenvergiftung durch Uran zu spüren bekommen. Natron hat die Fähigkeit Uran zu binden und die Niere bei ihrer Ausscheidungsarbeit zu unterstützen. Wenn Sie also in der Nähe eines Atomkraftwerkes leben: Decken Sie sich mit Natron ein. Als weitere Massnahme wirken Magnesiumbäder unterstützend[13].

Bei starker radioaktiver Strahlungsbelastung sind Natron-Vollbäder sehr empfehlenswert. Dazu schüttet man ca. 400-500 g Natron in die Badewanne. Vier bis fünf Bäder pro Woche und wirklich nur bei erhöhter Strahlung. Unter normalen Umständen sind diese Bäder eventuell zu hoch dosiert, je nach Fassungsvermögen der Badewanne. Der ph-Wert des Badewassers sollte zwischen 8 und 8,5 sein.

Die Sache mit der Radioaktivität ist ein delikates Thema und ich vermute, dass auch hier grosszügig mit der Wahrheit umgegangen wird seitens der Behörden. Denken wir nur an den Fukushima- oder den Tschernobyl-Gau. Die Radioaktivität wurde von Wind und Wetter ganz sicher hunderte oder tausende Kilometer weit getragen. Vielleicht sogar noch weiter. Wie könnten wir das als Laien auch messen? Nicht jeder hat ein Dosismeter zu Hause.

---

[13] http://www.radiation-antidote.com/anti-radiation-baths.html

Was noch viel unscheinbarer strahlt, sind die mit Uran angereicherten landwirtschaftlichen Nutzflächen. Hätten Sie's gedacht? In der Landwirtschaft wird mit Uran versetztem Phosphor gedüngt. Es ist zwar hoffentlich noch ein langer Weg, bis die Karotten zu leuchten beginnen, doch ich befürchte, dass wir die Auswirkungen auf unseren Körper schon viel eher bemerken. Schweizer Bauern fahren schon seit Jahrzehnten Phosphatdünger auf ihren Äckern aus. Jährlich sollen es zwei bis fünf Tonnen davon sein. Der Dung versickert ins Grundwasser und erreicht schliesslich auch die Seen und unser Leitungswasser. Besonders im Schweizer Thunersee fragt man sich schon seit Jahren, warum die Felchen Verkümmerungen aufweisen und Mutationen ausbilden. Vielleicht könnte das ja ein möglicher Grund sein.

Der Phosphatdünger stammt aus Nordafrika und Russland. Messungen in der Schweiz zeigten Überschreitungen dieses Materials um das Zehnfache des Normalwertes. Den Bericht finden Sie auf der Website des Bundesamtes für Landwirtschaft: **Human and environmental impact of uranium derived from mineral phosphate fertilizers**[14]

Nebenbei bemerkt, das Schweizer Militär ist «bestens gerüstet» gegen einen atomaren Schlag: Jeder Soldat bekommt eine Notration, bestehend aus Schokolade (das ist ja sowieso klar) und Keksen. Und diese Kekse haben es in sich. Es sind nämlich Natronplätzchen.

Ein früherer Vorsteher des Militärdepartementes war sogar der Meinung: «Wir haben die stärkste Armee der Welt!» Kein Wunder, im Wissen um solche Geheimtipps.

---

[14] https://www.admin.ch/gov/de/start/dokumentation/studien.survey-id-623.html

Grippe

Bei Grippe hilft Natron ziemlich zügig. Wenn Sie Gliederschmerzen verspüren lohnt es sich zum weissen Pulver zu greifen. Aber auch zur Vorbeugung von Grippe kann das weisse Wunderpulver eingenommen werden.

Probieren Sie - wenn Sie mögen - bei Grippe folgendes aus:

Tag 1: Nehmen Sie über den Tag verteilt sechs halbe Teelöffel Natron in einem Glas Wasser aufgelöst im Abstand von 2 Stunden. (Also alle zwei Stunden einen halben Teelöffel voll.)
Tag 2: Dasselbe noch mal.
Tag 3: Reduzieren Sie die Dosis: Morgens ein halber Teelöffel und ein halber Teelöffel abends.

Ab dem 4. Tag - sollte die Grippe nicht schon abgeklungen sein - nehmen Sie nur noch am Morgen einen halben Teelöffel Natron bis die Beschwerden weg sind.

Anmerkung zur Grippe[15] [16]
Es gibt seit Anfang des 20. Jahrhunderts Hinweise darauf, dass eine Grippe nur bei einem gewissen Grad an Übersäuerung ausbrechen kann. Das erklärt vielleicht, warum es Menschen gibt, die nie an Grippe erkranken. Auch wird in dieser Untersuchung erwähnt, dass Personen, die regelmässig Natron zu sich nahmen, auch dann keine Grippesymptome zeigten, als um sie herum die Grippe wütete.

Es macht den Anschein, als würde der Grippevirus bei Menschen mit intaktem Säure-Basen-Haushalt keine Chance haben.

---

[15] Arm & Hammer - Baking Soda Medical Uses, Dr. Volney S. Cheney, 1924

[16] http://www.bibliotecapleyades.net/archivos_pdf/commoncold_volney.pdf

Heuschnupfen

Sobald Sie die ersten Anzeichen von Heuschnupfen bemerken, nehmen Sie morgens auf nüchternen Magen einen Teelöffel Natron in einem Glas warmem Wasser ein und trinken gleich noch ein Glas Wasser hinterher[17]. Danach für eine Stunde nichts essen oder trinken, ausser stilles Wasser. Dies sollten Sie jeden Tag machen, bis die Allergiezeit vorüber ist. Setzen Sie keinen Tag aus, denn dann kommen die Beschwerden sofort wieder zurück. Bedenken Sie auch, dass Sie das nicht länger als zwei bis drei Wochen durchziehen. Ich kenne allerdings Leute, die nehmen Natron für weitaus längere Zeit ein.

Tipp:
Nehmen Sie täglich eine Basenpulvermischung ein. Davon gibt es mittlerweile viele verschiedene Produkte zu kaufen. Die Basenmischung können Sie dauerhaft jeden Tag einnehmen. Das wird Ihrem Milieu helfen im gesunden Bereich zu bleiben und Sie werden mit den notwendigsten Mineralstoffen versorgt. Wenn Sie das Einhalten sollten Sie im nächsten Jahr keine Beschwerden mehr wegen Heuschnupfen haben, mindestens aber deutlich weniger.

Allergisches Asthma

Beim allergischen Asthma[18] gilt dasselbe wie für Heuschnupfen, da diese Form von Asthma aus jahrzehntelangem Heuschnupfenleiden entsteht. In der Fachsprache wird dann von Etagenwechsel gesprochen. Allerdings kann die vollständige Ausheilung mehrere Jahre in Anspruch nehmen. Als Faustregel gilt (für die komplette Entsäuerung):

---

[17] Durch Entsäuerung zu seelischer und körperlicher Gesundheit, Dr. med. dent. Beck/Ingeborg Oetinger, 2014, 22.Auflage

[18] Jungbrunnen Entsäuerung: Wohlbefinden rundum durch ein harmonisches Säure-Basen-Verhältnis, Kurt Tepperwein, 2001

10% ihrer Lebensjahre
bis zur Ausheilung benötigt Ihr Körper
bei vorausgesetztem, gesundem Lebenswandel.

Allergisches Asthma soll auf erhöhtem Histaminausstoss aufgrund eines chronisch übersäuerten Organismus basieren. Dabei verkrampfen sich die Bronchien. Beim nicht-allergischen Asthma soll der Anfall durch die Säurebelastung selbst hervorgerufen werden.

Anmerkung des schreibenden Laien: Eventuell wäre bei dem einen oder anderen die Verdachtsdiagnose Histaminintoleranz ebenfalls zu überdenken. Histaminintoleranz wird denn auch - nicht ganz unbegründet - sehr kontrovers diskutiert.

Bronchitis

Natron kann man auch **inhalieren**[19]. Falls Sie an Bronchitis leiden, dann vernebeln Sie eine Natronlösung. Inhaliertes Natron wirkt schleimlösend und erleichternd. Dazu gibt es den sogenannten «Alternativ-Inhalator». Suchen Sie den Begriff im Internet und Sie werden die Anbieter dieses sehr guten gläsernen Werkzeuges finden. Vielleicht haben Sie auch schon Erfahrung mit anderen Inhalationsinstrumenten oder Nebulisatoren.

Hier ist das Rezept für die Lösung: 2 TL Natron, aufgelöst in einer halben Tasse Wasser. Für den Alternativ-Inhalator; geben Sie einige Tropfen in den Inhalator und inhalieren Sie.

---

[19]http://healyourselfathome.com/HOW/THERAPIES/SODIUM_BICARBONATE/sodium_bicarbonate_nebulizing.aspx

Schnarchen

Einen gestrichenen Teelöffel Natron in 2 dl Wasser auflösen und zügig trinken. Gleich darauf noch ein Glas Wasser zum Nachspülen. Das hilft, das Schnarchen zu mindern, falls dieses durch Säureabbau ausgelöst wird. Machen Sie diese Anwendungen ca. zwei Stunden nach dem Abendessen oder bevor Sie zu Bett gehen. Aus eigener Austestung finde ich den ersten Vorschlag besser. Aber probieren geht bekanntlich über studieren.

Anmerkung: Messen Sie beim Aufstehen den pH-Wert Ihres Urins. Wenn dieser höher als 7,5 ist, dann nehmen Sie abends weniger Natron. Auch diese Anwendung wird als Kur empfohlen und nicht als ständige Behandlungsmethode.

Schlafapnoe unter Verdacht

Bei Schlafapnoe scheiden sich die studierten Geister. Klar scheint zu sein, dass die konkrete Ursache noch nicht gefunden worden ist. Der Zusammenhang mit der respiratorischen Azidose soll aber klar sein. Der Autor ist der Meinung, dass die latente Azidose durchaus zu einer Schlafapnoe führen kann. Natron könnte auch hier in einer ersten Phase Linderung bringen. Aus eigener Erfahrung würde ich meinen, dass tägliche Atemübungen (vor allem die Bauchatmung) sowie Übungen zur Kräftigung des Kiefers-, Hals- und Zungenmuskulatur sehr gute Erfolge erzielen kann. Bei Youtube gibt es coole Videos[20] [21]dazu.
Folgende Risiko-Faktoren für Schlafapnoe werden als gesichert angesehen[22]:

---

[20] https://www.youtube.com/watch?v=g42ooYpPF7Q

[21] https://www.youtube.com/watch?v=zlJyslYGbLc

[22] http://www.lungenliga.ch/de/krankheiten-ihre-folgen/schlafapnoe/ursachen.html

- Übergewichtig, grosser Halsumfang

- enge Stellen im Nasen-Rachen-Raum (z.B. wegen vergrösserter Mandeln)

- wer viel Alkohol trinkt, vor allem am Abend

- regelmässiges Rauchen

- Schlaf- oder Beruhigungsmittel

- Verwandte mit Schlafapnoe-Syndrom

- männliche Ausführung der Gattung Mensch

Bei genauerem Hinsehen könnte man sich einbilden, dass hier die Übersäuerung womöglich schon lange im Untergrund zu wirken begonnen hat. Eine Entgiftung/Entsäuerung und Schwermetallausleitung tut not.

Höhenkrankheit

Leiden Sie an akuter Höhenkrankheit, trinken Sie mit Natron versetztes Wasser. Das wird Ihre Beschwerden lindern helfen.

Nehmen Sie 1/8 Teelöffel auf einen Liter Wasser. Trinken Sie davon ein Glas beim Auftreten der ersten Anzeichen.

Prämenstruelles Syndrom (PMS) / Regelwidrigkeiten

Die Monatsbeschwerden der Frau, die nicht nur für sie unerträglich sein können, können aus Sicht des Autors durch die Einnahme von Natron gemindert werden.

Wenn es nicht zum Aushalten ist, versuchen Sie mit einem Teelöffel Natron in 5 dl lauwarmem Wasser ihren Körper bei der Säureausscheidung (Monatsblutung) zu helfen. Bei den ersten Anzeichen sollte dies die gewohnte Prozedur sein. Es gilt allerdings zu beachten, dass die Säurebildner in der Nahrung ausgemerzt werden sollten. Damit haben Sie eine gute Chance, dieses miese PMS-Monster in die Knie zu zwingen.

Mehr zum Mechanismus der Regelblutung finden Sie im Anhang.

Cellulite

Die Insider wissen es schon lange: Cellulite ist häufig eine Folge von ungünstigen Ernährungsgewohnheiten. Ziemlich sicher aber sind die Dellen in der vorwiegend weiblichen Haut säurebedingt. Die Haut ist nämlich ein wichtiges Ausscheidungsorgan für Stoffe, die der Körper nicht haben will. Unter der Haut sammeln sich nun also diese Stoffe und warten, bis sie ausgeschafft werden, wie zum Beispiel durch Schwitzen.

Wenn Cellulite für Sie eine Belastung darstellt, dann lassen Sie Natron wirken.

Regelmässige Natron-Vollbäder (ca. zweimal pro Woche) können tatsächlich Wunder bewirken. 100 g Natron in die Wanne und Sie werden schon bald um Jahre jünger aussehen und sich höchst wahrscheinlich auch so fühlen. Das gilt natürlich für alle Geschlechter.

Psoriasis

Einer britischen Studie zufolge hilft Natron auch gegen Psoriasis[23]. Das Jucken und die Hautirritationen wurden durch regelmässige Vollbäder gelindert. Dazu soll man eine halbe Tasse Natron ins ca. 37°C warme Badewasser geben.

Mandelentzündung

Natron als Hausmittel wirkt auch bei einer Mandelentzündung. Bakterien und Pilze mögen Natron überhaupt nicht. Die Säuren im Hals und Rachenraum werden neutralisiert, was zu einer Linderung der Mandelentzündung führt.

Lösen Sie einen TL Natron in einem Glas mit lauwarmem Wasser auf und gurgeln Sie ca. 30 Sekunden, dann ausspucken. Wiederholen Sie das einige Male. Gurgeln Sie mehrere Male am Tag.

Muskelkater

Direkt nach der körperlichen Anstrengung hilft es, wenn man einen TL Natron in einem Glas Wasser auflöst und zügig trinkt. Somit wäre der Muskelkater ausgetrickst, der ja auch die Folge einer Übersäuerung der Muskeln ist.

Alternativ ist ein Natron-Vollbad eine passable Möglichkeit dem Muskelkater zu begegnen. Bleiben Sie möglichst lange in der Wanne. Eine gute Stunde sollte es schon sein.

---

[23] http://www.ncbi.nlm.nih.gov/pubmed/15897164

Insektenstich

Schmerzende Bienenstiche können schnell gelindert werden, wenn sie mit kaltem Wasser eine dickflüssige Natronpaste anrühren und direkt auf den Stich geben.

Warum sticht denn eine Mücke die einen mehr, die anderen weniger und manche gar nicht? Das liegt zu einem beträchtlichen Teil an der menschlichen Ausdünstung. Die Mücke - wie auch andere Insektenarten - werden vom Geruch des Menschen angezogen. Zuerst haben wir da den CO_2-Ausstoss über die Atmung. Ist die Mücke mal diesem Stoff entgegengeflogen, kommt unser Körperduft zum Tragen; riecht der nach Übersäuerung (Aceton, Milchsäure oder Buttersäure), dann geht die Mücke im Sturzflug zum Angriff über. Von nun an wundern Sie sich nicht mehr über geplagte Menschen, die mit Stichen übersät sind. Sie kennen nun einen wichtigen Faktor: die Übersäuerung.

Auch Zecken könnten bei diesen Gerüchen Heisshunger bekommen. Eine weitere Bemerkung des Autors betrifft die Kopfläuse. Da nicht alle unsere eigenen Kinder mit diesen Mitbewohnern befallen wurden, sondern nur eines von vier, bin ich der Meinung, dass die erwähnten Ausdünstungsdüfte auch Läuse in Ekstase bringen könnten. Interessanterweise wurde genau dieses Kind auch mit Mückenstichen übersät.

kleine Verbrennungen

Kleinere Verbrennungen, wie ich sie mir ab und an mal beim Backofen hole, können ebenfalls durch eine dickflüssige Natronpaste behandelt werden. Schmieren Sie diese auf die entsprechende Stelle und lassen Sie sie austrocknen. Damit verhindern Sie eine Blasenbildung. Zwei TL Natron in ein Glas geben und Wasser darauf träufeln, umrühren und dann auf die verbrannte Stelle geben.

Alternativ vermischen Sie einen Teelöffel Natron mit einem Teelöffel Pflanzenfett, streichen es auf die verbrannte Stelle und lassen es ca. 10 Minuten wirken. Der Schmerz vergeht und es bleiben auch keine Blasen.

Sonnenbrand

Wenn Sie mal zu lange in der Sonne waren, dann können Sie folgendes tun: Tauchen Sie ein T-Shirt in eine Natronlösung und ziehen Sie es an. Das lindert Ihren Schmerz.

Eine andere, etwas bequemere Methode: Mischen Sie 4 Teelöffel Natron mit einer Tasse Wasser und bestreichen Sie damit die entsprechenden Stellen.

Sodbrennen

Einen etwas mehr als gestrichenen Teelöffel voll Natron in ein Glas warmes Wasser rühren und in einem Zug trinken. Als Alternative können Sie das Natronwasser auch Schluckweise trinken.

Ekzeme

Bei Ekzemen kann ein Natron-Vollbad helfen. Dafür benötigen Sie 100 g Natron, das Sie ins Badewasser mischen. Keine weiteren Zusätze erforderlich.

Pilzbefall auf der Haut

Empfohlen wird ein Natron-Vollbad, zweimal pro Woche. Baden Sie eine gute Stunde darin. Danach ruhen Sie sich im Bett aus. Ein weiterer Effekt eines Vollbades ist, dass Ihre Haut jugendlich und frisch aussehen wird bei regelmässiger Anwendung. Wer wollte das nicht?

Pilze im Verdauungstrakt, Soor /z. B. Candida Albicans

Sollten Sie einmal vom Candida Albicans oder verwandten Pilzen befallen sein, dann mögen hohe Dosen Natron ein sinnvolles Mittel sein. Ich selbst habe es mit der Methode des «trojanischen Pferdes» erfolgreich probiert. Diese Pilze sind aber heimtückisch und können immer wieder wachsen, wenn man nicht höllisch aufpasst. Die Ernährung spielt dabei eine zentrale Rolle.

Für das trojanische Pferd benötigen Sie einen TL Natron, den Sie mit 3 TL Ahornsirup vermischen. Von dieser Mischung nehmen Sie einen bis max. drei Teelöffel über den Tag verteilt zwischen den Mahlzeiten. Maximal zwei Wochen anwenden. In der zweiten Woche nur noch einen Teelöffel von dieser Mixtur pro Tag zuführen.

Fusspilz

Natron ist wirksam gegen eine Vielzahl von Pilzen. Sie können Natronpulver zur Vorsorge in die Schuhe streuen. Eine Prise in die Socken kann dabei auch nicht schaden.

Wenn der Fusspilz schon zwischen Ihren Zehen juckt, dann rühren Sie einen Natronpaste an: 1 ganzer Teelöffel Natron und 1/2 Teelöffel Wasser. Reiben Sie die Paste zwischen Ihre Zehen ein, lassen es trocknen und waschen es nach 15 Minuten wieder ab. Vergessen Sie nicht Ihren Fuss gründlich zu trocknen, bevor Sie wieder in die Schuhe schlüpfen.

Noch eine Variante:

Bepudern Sie Ihre Füsse mit Natronpulver, reiben, bzw. massieren Sie es sanft in die Haut und lassen Sie es ungefähr eine Viertelstunde wirken. Danach waschen Sie Ihre Füsse gründlich ab. Tun sie das zweimal am Tag.

Alkoholkater

Wenn Sie es wieder mal nicht lassen konnten, ... dann kann Ihnen auch Natron wieder auf die Sprünge helfen: Ein TL Natron in ein Glas Wasser geben und dazu nun noch ein Spritzer Zitronensaft. Zügig auf nüchternen Magen trinken. (Sie wissen ja, wie's geht...)

Krebs, Tumorerkrankungen

In einem **Artikel der Nation Center for Biotechnology Information**[24] aus dem Jahr 2009 steht, dass die Ausbildung von Metastasen verhindert, bzw. verringert werden konnte. Weiter wurde festgestellt, dass der ph-Wert des Tumors während der Anwendung mit Natron anstieg. Im Internet findet man auch gute Berichte, wonach man einige Krebsarten mit Natron gänzlich zum Verschwinden gebracht habe. Wissenschaftlich wurde dies bereits bestätigt, dennoch hält die Schulmedizin an ihren Methoden fest.

---

[24] http://www.ncbi.nlm.nih.gov/pubmed/19276390

Es gibt einen **italienischen Onkologen**[25], der den Verdacht äusserte, dass der Candida Albicans Tumorwachstum begünstigt. Der Pilz sei sozusagen eine Vorstufe zum Krebs. Der Arzt geht sogar noch weiter: Der Tumor könnte ihm zufolge sogar das ursprüngliche Pilzgewächs selbst sein.

Einem weiteren **Artikel**[26] ist zu entnehmen, dass es eine Klinik gibt, die auch Natron zur Behandlung miteinbezieht: «In der Klinik verwenden wir 12 g reines Natron in 2 Tassen Wasser gemischt, zusammen mit einem kalorienarmen Süssstoff (da es sehr salzig schmeckt). Diese Mischung wird im Verlauf von einer bis zwei Stunden eingenommen, und für insgesamt drei Mal am Tag wiederholt.»

Da Krebs immer in einem sauren Milieu entstehen soll, wird die Einnahme von Natron auch als Vorsorgemassnahme angesehen.

Weiter finden Sie zum Thema pH-Werte, Tumorwachstum und Behandlungsmöglichkeiten mit Natron und anderen Stoffen hier einen Interessanten **Bericht**[27]. Es wird auch erwähnt, dass die Möglichkeit einen Tumor zu bekämpfen, darin bestehen kann, den im Urin gemessenen pH-Wert einige Zeit lang über den Wert von 8 zu halten. Diesen Wert soll man fünf Tage[28] lang konstant auf diesem Niveau halten.

---

[25] http://www.canceractive.com/cancer-active-page-link.aspx?n=2719

[26] http://www.drwhitaker.com/7-baking-soda-health-benefits/

[27] http://www.health-science-spirit.com/de.krebstherapie.htm

[28] http://www.blissful-wisdom.com/ph-8-level-cancer-cure-with-sodium-bicarbonate--baking-soda.html

In einer Studie aus dem Jahr 2013 [29] bestätigte man die Wirkung von Natron bei der Behandlung gegen Tumore. Demnach hindert die orale Einnahme von Natron den Tumor am Wachstum. Es geht gar noch weiter. Diese Massnahme brachte ihn auch zum Schrumpfen. Die Lymphflüssigkeit wird alkalisiert, was entzündungshemmend wirkt. Entzündungen und Tumore entwickeln sich wie bereits erwähnt in einem sauren Milieu. Innerhalb bösartiger Tumore konnte der pH-Wert bestimmt werden. Dieser lag mit Werten von 6,5 bis 6,9 tiefer als normales Gewebe, welches Werte zwischen 7,2 und 7,4 aufwies. Lag der Aussenwert des Tumors unter 7,2 breitete er sich weiter aus. Dieses Wachstum kann gemäss dieser Studie innerhalb nur weniger Tage durch die Anhebung des ph-Wertes markant beeinflusst werden. Einige Fachleute aus dem Gesundheitssektor sehen die Ausbildung eines Tumors als eine Möglichkeit des Körpers, sein Leben zu verlängern bis die Grundursache behoben ist. In diesem Fall ist das Problem die Übersäuerung mit gesunkenem pH-Körperwert.

Eine weitere sehr effektive Behandlungsmethode gegen Tumore ist das Fasten[30]. Dabei konnte im Mäuseversuch ermittelt werden, dass periodisches Fasten die besten Wirkungen erzielt. 48 Stunden fasten führte bei ihnen zu einer Tumorreduktion von sagenhaften 50%. Inwiefern diese Erkenntnisse auf Menschen angewendet können, ist mir nicht bekannt. Jedoch ist das Fasten in vielen Gesundungsmethoden auf der ganzen Welt verbreitet. Der japanische Forscher Yoshinori Ohsumi benannte diese körpereigene Strategie den «Müll rauszutragen» als Autophagie[31]. Diese sei dafür verantwortlich, in Zeiten von Nahrungsknappheit jeglichen im Körper angesammelten Unrat zu verwerten, die Überbleibsel auszuscheiden. So wird die Überlebenswahrscheinlichkeit des Organismus hochgehalten.

[29] https://cancerres.aacrjournals.org/content/73/5/1524.abstract

[30]https://web.archive.org/web/20100817184237/https://foodforbreastcancer.com/news/fasting-protects-normal-cells-and-sensitizes-cancer-cells-to-chemotherapy

[31]https://www.scinexx.de/news/medizin/medizin-nobelpreis-fuer-autophagie-entschluesselung/

Aber auch sonst können sich die Resultate des Fastens sehen lassen. U. a. steigt der Energiepegel, das Gewicht sinkt, die Schlafqualität verbessert sich, die Testosteronwerte schnellen in die Höhe und man spart sogar noch etwas Geld.

Eine neue Studie aus China[32] von 2020 kommt zum Schluss:
Der ausgeprägte Stoffwechselmodus von soliden Tumoren führt zu einer Übersäuerung der Tumormikroumgebung, was zur Aktivierung mehrerer Faktoren führt, die zur Tumorentwicklung beitragen. Die direkteste Methode zur Überwindung der Azidität ist die Neutralisierung. Mehrere In-vivo-Experimente haben potenzielle krebshemmende Effekte von Natriumbicarbonat allein oder in Kombination mit anderen Therapien gezeigt.

Weiter wird vermutet, dass die lokale Anwendung möglicherweise eine ideale Verabreichungsmethode darstellt, und die Kombination von Natriumbicarbonat mit anderen Anti-Krebs-Therapien noch effektiver sein könnte. Allerdings ist eine gross angelegte klinische Studie notwendig, um diese Hypothese zu testen und zu verifizieren, und man hofft, dass die Vermutungen bestätigt werden.

Angst treibt die Erkrankung voran

---

[32] https://journals.sagepub.com/doi/10.1177/1534735420922579

Die Verbreitung von Krankheitsgeschichten rund um Tumorerkrankungen in den Massenmedien schürt Angst. In diesem Fall keine geringere als die Angst zu sterben. Wenn der Arzt die Diagnose eröffnet, sitzen die Patienten da und sind schockiert. Das ganze Leben läuft in wenigen Sekunden vor ihrem geistigen Auge ab wie in einem Blockbuster. Der Patient erleidet einen veritablen Schock, den **Diagnoseschock**. Dieser ist hinderlich für den weiteren Verlauf der Krankheit und ihrer Behandlung. Der Schock und die folgende chronische Angst senken den ph-Wert des Körpers deutlich.

Zigaretten-, Alkohol- und Drogenentzug

Aufgrund der Vielfalt von Möglichkeiten, auf die ich im Rahmen der Recherchen gestossen bin, ist es für mich durchaus denkbar, dass eine hochdosierte Natronkur, einen Entzug um einiges erträglicher machen kann, ohne auf Ersatzmittel zurückgreifen zu müssen.

Ein Versuch, Zigarettenraucher zum Aufgeben zu bringen, der schon 1979 durchgeführt wurde, zeigte eindeutige Resultate. Nach drei Wochen gaben beinahe alle Raucher das Laster auf, die mit Natron behandelt wurden, während in den beiden anderen Vergleichsgruppen immer noch rege geraucht wurde. In dieser Studie äusserten die Experten den Verdacht, dass eine hohe Säurebelastung im Körper mit gesteigertem Rauchverlangen zusammenhängen könnte. Der Erfolg dieser Studie beruht allerdings auch zu einem guten Stück darauf, dass alle Probanden durch eine psychotherapeutische Vorbereitungsmassnahme von ca. zwei bis drei Wochen auf den bevorstehenden Entzug vorbereitet wurden. Dennoch: mit Natron ging es scheinbar um einiges besser[33].

---

[33] http://www.spiegel.de/spiegel/print/d-40350634.html

Auch wenn ich kein Mediziner bin, beschleicht mich der Verdacht, dass «Natronisierung» bei Alkoholikern und Drogenabhängigen ähnliche Behandlungschancen ermöglichen könnte.

Wie dem auch sei: Um mit dem Rauchen fertig zu machen oder auch nur um mal zu sehen, wieviel Zigaretten Sie weniger benötigen, lösen Sie einen TL Natron in 2,5 dl Wasser auf und trinken dieses zweimal am Tag zwischen den Mahlzeiten.

Blähungen

Bei luftigen Beschwerden versuchen Sie folgendes: einen halben Teelöffel Natron in einem Glas Wasser auflösen und den Saft einer ausgepressten Zitrone dazugeben. Dann sollte bald schon Windstille herrschen. Hoffentlich ist das dann nicht die Ruhe vor dem Sturm.

Verstopfung / Durchfall

Verstopfungen lassen sich lindern, wenn Sie einen halben Teelöffel Natron in ein Glas Wasser geben und in einem Zug trinken. Merkwürdigerweise soll dieselbe Prozedur auch dem weichen Stuhl den Meister zeigen. Übersäuerung hat in diesem Fall zwei Gesichter. Verstopfung und Durchfall sind sogar im Wechsel möglich.

Windpocken (in der Schweiz auch spitze oder wilde Blatern genannt)

Ihr Kind hat Windpocken? Dann bereiten Sie ihm ein Natronbad.

Halsentzündung, Schluckbeschwerden

Bei Schluckbeschwerden nehmen Sie ein Glas warmes Wasser mit einem Teelöffel Natron und gurgeln damit etwa alle drei bis vier Stunden.

Aphten

Lösen Sie einen Teelöffel Natron in einem Glas trinkwarmem Wasser. Gurgeln Sie damit ausgiebig. Das können Sie mehrere Male am Tag machen. Damit heilen die Aphten schneller aus.

Pickel

Stellen Sie einen Natron-Brei her. Dazu geben Sie einen TL Natron in ca. 3 TL kaltes Wasser. Geben Sie davon auf die Pickel, massieren es kurz ein und lassen Sie die Mischung einige Zeit wirken. Eine halbe Stunde zweimal die Woche wäre nicht schlecht. Eventuell sollten Sie nach der Natronbehandlung eine Feuchtigkeitscrème auftragen[34].

Erkältung, verstopfte Nase

Ein Teelöffel Natron in ein Glas warmes Wasser einrühren und durch die Nase ziehen, löst den dicken Schleim. Anschliessend beugen Sie sich Kopfüber und schneuzen den Schleim aus. Machen Sie das mehrere Male, bis das Glas leer ist. Für die Reinigung der Nasenschleimhäute gibt es praktische Nasenduschen im Handel.

---

[34] http://de.wikihow.com/Pickel-mit-Natron-bek%C3%A4mpfen

Blasenentzündung

Manche Bakterien lieben eine leicht saure Umgebung. Das scheint ein Hauptgrund zu sein, warum so viele Menschen über Blasenentzündungen klagen. Die Umwelt in der Blase ist ein perfekter Nährboden für Bakterien.

Sie können die Beschwerden einer Blasenentzündung sehr gut lindern, indem Sie Natron in Wasser verrühren und täglich trinken bis die Infektion verschwunden ist.

Die empfohlenen Dosierungen variieren. Beginnen Sie, wenn Sie möchten, mit einem halben Teelöffel Natron in einer Tasse Wasser aufgelöst. Sie können auch einen ganzen Teelöffel in einer Tasse auflösen und trinken.

Mundgeruch und Karies

Falls Bakterien in ihrem Mund für einen üblen Geruch verantwortlich sind, dann hilft Ihnen eine Spülung mit Natron. Natron hilft übrigens auch gegen den Geruch von Zwiebeln und Knoblauch.

Rühren Sie einen Teelöffel Natron in eine Tasse stilles Wasser ein und gurgeln Sie einige Male.

Die Kariesgefahr mindern Sie damit ebenfalls erheblich.

Natürliches Deodorant

Natron vertreibt üble Gerüche. Dies nutzt der Szenenkenner, indem er einen Teelöffel Natron mit wenig Wasser vermischt, bis es eine Art Crème ergibt, die er dann zum Beispiel unter die Achseln reibt oder dasselbe seinen Füssen verordnet.

Schützen Sie Ihren Zahnschmelz / Natron-Zahnpasta / Weisse Zähne

Einige Lebensmittel, wie zum Beispiel Zitronensaft, machen Ihrem Zahnschmelz zu schaffen. Um Ihren Zahnschmelz zu schützen, mischen Sie Backpulver mit Wasser und gurgeln mehrmals am Tag. Alternativ können Sie mit Natron-Zahnpasta die Zähne putzen und dabei gleich dem Zahnschmelz etwas Gutes tun. Man kann auch ganz einfach über die herkömmliche Zahnpasta Natronpulver geben und damit die Zähne putzen. Einmal pro Woche mit Natron reinigen reicht, sonst besteht die Gefahr, den Zahnschmelz wegzuscheuern.

Mit Natron lassen sich auch die Zähne weisser machen:

Füllen Sie eine Tasse zu zwei Drittel mit Natron und geben Sie langsam Wasser hinzu, bis es eine Zahnpasta ähnelnde Masse bildet und fertig. Wenn es mit dem Geschmack nicht auf Anhieb klappt, keine Sorge. Auch da wusste jemand Rat. Geben Sie ungefähr 10 Tropfen Pfefferminzöl hinzu. Damit reiben Sie Ihre Zähne kurz ein, lassen es fünf Minuten ruhen und spülen dann gründlich aus. Diese Anwendung wird einmal pro Woche empfohlen.

Natron zur Gesundheitsvorsorge und - erhaltung

Vollbad

**Mit Wasser aus einem reinen Becken
habe ich mich gebadet,
mit Soda lange mich gereinigt,
mit gutem Öl mich schön gemacht.**

Tontafel der "Sumerischen Beschwörungen", 3. Jtsd. v. Chr.

Geben Sie für Vollbad etwa 100 Gramm Natronpulver in die Wanne. Das erfrischt und verjüngt Ihre Haut und Aussehen. Dieses Bad wirkt entsäuernd auf Ihren ganzen Körper. Bleiben Sie mindestens eine Stunde bei ca. 37°. Je länger Sie darin baden, umso besser. So ziemlich optimal wären zwei solche Verjüngungsbäder pro Woche.

Achten Sie auf den ph-Wert des Badewassers. Gut ist ein Wert von ca. 8 - 8,5. Wenn Sie anhaltende gesundheitliche Beschwerden haben kann es auch ein tägliches Bad sein. Tasten Sie sich heran. Das erste, was Sie bemerken werden ist eine weiche, sanfte Haut. Weiter werden Sie höchstwahrscheinlich noch viel besser schlafen. Die Geschichte des Heilbadens ist besonders faszinierend. Ein kurzer und sehr interessanter Überblick:

Basenbäder hatten eine lange Tradition. Schon in alten Hochkulturen war ihre heilende Wirkung bekannt. Das Baden gehörte auch zur Kultur der Kelten und Germanen und war mutmasslich ein bedeutender Grund für ihre Widerstandsfähigkeit.

Hatte man gesundheitliche Probleme ging man zum «Bader». Der Bader war der Name für den Heiler, den Arzt unter den diversen Stämmen. Er verordnete Badekuren je nach Beschwerden, ganz individuell und mit geheimen Zutaten. Er genoss hohes Ansehen. Diese Basenbäder galten als Quelle der Gesundheit und Stärke sowie als Jungbrunnen. Leider ist das Wissen um diese Badekuren und ihre Wirkungen auf unseren Organismus vor Jahrhunderten verloren gegangen, bzw. sie wurden von der Kirche verboten oder unter anderen unrühmlichen Umständen verbrannt. Den Römern und ihrer Staatsreligion sei Dank. Doch das uralte Heilwissen dringt langsam und stetig wieder ins Bewusstsein der Menschen.

Bei starken Beschwerden oder Verletzungen konnte es gut sein, dass der Bader eine Badekur von 25 Tagen à 12 Stunden baden (ohne Unterbruch) verordnete. Für solche ausgedehnten Badekuren empfiehlt sich unter Umständen ein extra dafür bestimmtes Bademittel zu kaufen. Persönlich habe ich aber mit Natron bisher keine Probleme gehabt. Allerdings habe ich es noch nie auf 12 Stunden am Stück geschafft.

Fussbad

Füllen Sie ein Becken mit warmem Wasser. Pro Liter geben Sie einen Teelöffel Natron hinein. Ihre Füsse werden es Ihnen danken. Das ist gut gegen Risse in der Haut und brennende Fusssohlen. Es wirkt auch gegen Schweissfüsse. Schweissfüsse können ein Zeichen für Säureabbau sein, also unterstützen wir sie am besten bei Bedarf.

Mundspülung / Gurgeln

1 TL Natronpulver in ein Glas lauwarmes Wasser gerührt und fertig ist die Mundspülung. Mehrere Male gurgeln. Die tägliche Anwendung verhindert Mundgeruch, Karies und Entzündungen im Mund- und Rachenbereich.

Nasenspülung

Für eine Nasenspülung benötigen Sie folgende Zutaten und Utensilien:

- 1 TL Meersalz
- 1 Prise Natron
- 2 dl lauwarmes, abgekochtes Wasser
- Plastikspritze

Zur Anwendung neigen Sie den Kopf zur Seite und spritzen Sie die Lösung ins höher liegende Nasenloch - warten Sie ca. 20 Sekunden, danach wechseln. Die tägliche Anwendung hilft, Ihre Nase frei zu halten.

Alternativ, wie weiter oben beschrieben: Einen Teelöffel Natron in ein Glas warmes Wasser geben und damit die Nase spülen. Weiter oben schon gesagt, es gibt gute und günstige Nasenduschen für diesen Vorgang.

Haare waschen mit Natron

Stark fettende Haare können schonend gereinigt und entfettet werden. Sie können eine simple Natronlösung dazu verwenden, welche unmittelbar vor der Haarwäsche angerührt wird.

Je nach Haarlänge und Verschmutzungsgrad benötigen Sie:

- 1-4 TL Natron
- 2-4 dl warmes Wasser

Haare sind individuell. Es lohnt sich deshalb mit den Mengenangaben etwas zu experimentieren. Mit weniger Natron starten, das Resultat begutachten und die Menge nach Bedarf erhöhen. Bei zu viel Natron riskiert man die Austrocknung der Haarspitzen und der Kopfhaut. Es kann auch sinnvoll sein, nach dem Natronwaschgang eine Mischung aus Apfelessig (oder Zitronensaft) und Wasser der Kopfhaut zuzuführen. Dazu gibt man einen Esslöffel Apfelessig in einen Liter Wasser und übergiesst die Haare damit. Nicht ausspülen, der Duft verflüchtigt sich schon nach kurzer Zeit.

Trockenshampoo

Mit Trockenshampoo können Sie, wenn es mal schnell gehen muss, verlorene Zeit im Nu wieder gut machen. Oder vielleicht ist auch die Shampooflasche am Tag zuvor geleert worden und niemand hat was gesagt. Kein Problem, dann ab in die Küche und stellen Sie in nur fünf Minuten Ihr eigenes Trockenshampoo her, und Sie sparen dabei noch Geld.

Sie benötigen folgende Zutaten:

- 2 gehäufte EL Mais- oder Kartoffelstärke
- 1 gehäufter TL Kakaopulver (echter Kakao)
- 1 TL reines Natron

Kakao? Machen Sie sich keine Sorgen. Das ist dazu da, damit die weissen Zutaten optisch nicht hervortreten. Bei reinen blonden Haaren können Sie den Kakao auch mal weglassen. Sie werden die richtige Mischung schon finden. Bei eher rötlichem Haar empfiehlt sich Zimt anstelle von Kakao.

Sie können auch ein ätherisches Öl wie Lavendel oder Salbei dem Pulver beigeben. Drei Tropfen sollten genügen. Geben Sie diese in das Pulver und mörsern Sie dann gründlich.

Die Zutaten können Sie auch in ein Konfitürenglas geben und solange durchschütteln, bis es sich gut durchmischt hat. Darin können Sie das Trockenshampoo auch gleich lagern. Für die Anwendung eignet sich nebst den blossen Händen ein Salzstreuer hervorragend. Massieren Sie das Pulver gut ein und bürsten Sie es dann gründlich wieder aus. Schon sind die Haare wieder luftig und wohlriechend.

Anwendung für Haustiere

Riecht Ihr Hund wieder mal streng? Kein Problem. Ganz einfach das Fell mit Natron bestäuben und einmassieren. Natron bindet die Gerüche und Ihr Hund wird die Behandlung geniessen.

Natron gegen Pestizide auf Lebensmitteln

Natron eignet sich sehr gut dazu Pestizidrückstände von Obst und Gemüse zu entfernen. Auf diesen - unseren wichtigsten - Lebensmitteln finden sich beinahe immer Rückstände von Pestiziden, Herbiziden oder Düngemitteln. Von diesen Stoffen sind in etwa deren 500 zur Anwendung zugelassen. Dass da etwas hängen bleibt wundert nicht. Einfaches mit Wasser abspülen wirkt dabei nicht so effizient wie ein Bad in Natronwasser.

Für dieses Wasserbad geben Sie ca. einen Teelöffel Natron in einen Liter Wasser und lassen die Lebensmittel für fünf Minuten darin baden. Danach abspülen. Um auf Nummer Sicher zu gehen, schälen Sie Früchte und Gemüse, sofern dies möglich ist. Damit sollten die Rückstände soweit wie nur möglich entfernt worden sein.

Trojanisches Pferd

Für das trojanische Pferd benötigen Sie einen TL Natron, den Sie mit 3 TL Ahornsirup (auch möglich mit Melasse oder Honig) vermischen. Von dieser Mischung nehmen Sie einen bis drei Teelöffel über den Tag verteilt auf leeren Magen (danach für ca. eine Stunde nichts essen und trinken, ausser stilles Wasser). Maximal zwei Wochen anwenden. In der zweiten Woche nur noch einen Teelöffel von dieser Mixtur pro Tag zuführen.

Durch diesen kleinen Trick sollen nun die säurehaltigen, anaeroben (ohne Sauerstoff lebenden) Zellen sich auf die zuckerhaltige Masse "stürzen" und kommen dabei dem beigemischten Natron zu nahe, was diese durch Hebung des pH-Wertes absterben lässt.

Man kann gemäss meinen Recherchen dieses trojanische Pferd locker ein- bis zweimal im Jahr vorsorglich durchführen. Es drückt den pH-Wert des Urins über eine längere Zeitspanne auf 7, 5 bis 8,0 auf der Säure-Basen-Skala. Dadurch sollen unerwünschte Bakterien, Pilze und andere Erreger vertrieben oder zerstört werden.

Das trojanische Pferd macht scheinbar auch dem Tumor schwer zu schaffen. Ein Tumor - auch Krebsgeschwür genannt - entsteht aus unkontrolliertem Zellwachstum, einer Wucherung. Es gibt (mindestens) einen Arzt, der behauptet, dass Krebs eigentlich ein Pilz sei, der sich unglaublich schnell vermehren soll. Seine Lieblingsnahrung sei Zucker. Er verbraucht ein Vielfaches an Zucker, verglichen mit gesunden Zellen. (In diesem Zusammenhang wurden auch einfache Kohlenhydrate genannt, die im Körper umgehend in Zucker umgewandelt werden.)
Eine amerikanische Studie aus dem Jahr 2009[35] betreffend die Auswirkung von oral eingenommenem Natron auf Brust- und Prostatakrebs besagt, dass die Ausbildung von Metastasen gehemmt werden konnte und der pH-Wert des Tumors angehoben wurde. Eine andere Studie aus dem Jahr 2013 bewies sogar, dass man Tumore zum Schrumpfen bringen kann[36].

Trinkwasser mit Natron versetzen

In den USA gibt es einen "Geheimtipp": Man nehme einen Liter Trinkwasser ohne Kohlensäure, gibt eine gute Messerspitze Natron hinzu und trinkt dieses Wasser bis Mittag.

Einlauf

Für einen Einlauf eignet sich Natron ebenfalls gut um den pH-Wert auszubalancieren. Man nehme zwei Esslöffel Natron und löse es komplett in zwei Liter warmem Wasser auf. Wie man einen Einlauf zuhause durchführen kann können Sie einen Spezialisten fragen, kaufen sich ein Buch oder stöbern im Internet. Die Ausrüstung kostet wenig.

Auf eine weitere interessante Anwendung auf die ich gestossen bin, ist die: Man drehe sich (liegend, mit dem Einlauf) alle 10 Minuten in der Längsachse um 90°. Es soll wirksam gegen Tumore in diesem Bereich sein und so in alle möglichen Ecken gelangen.

---

[35] http://www.curenaturalicancro.com/pdf/bicarbonate-increases-tumor-ph-and-inhibits-metastases.pdf

[36] http://cancerres.aacrjournals.org/content/early/2013/01/01/0008-5472.CAN-12-2796.abstract

Üble Düfte eliminieren

Mit Natron lassen sich schlechte Gerüche ganz allgemein bekämpfen. Es gibt viele Möglichkeiten. Riecht z. B. das **Sofa** nach Haustier, Essensresten oder Erbrochenem, dann streuen Sie Natron über das Sofa und lassen es über Nacht wirken. Man kann es einfach mit dem Staubsauger wieder einsaugen. Eventuell ist es notwendig das Pulver ganz sanft mit einem feuchten Schwamm einzureiben. Dabei verschwinden auch gleich viele Flecken. Probieren Sie dies vorher an einer nicht sichtbaren Ecke aus. Man weiss ja nie, ob der Sofabezug eine Behandlung duldet. Das Ganze geht übrigens auch mit anderen Textilien oder **Teppichen**.

Unangenehm riechende **Schuhe** sind auch des Einsatzes von Natron würdig. Dazu streut man 2 – 3 Esslöffel Natron in die Schuhe, verteilt dieses schüttelnd, und nach spätestens 24 Stunden saugt man das Pulver wieder ab.

Wenn der **Geschirrspüler** mal wieder riecht, geben Sie 1 – 2 Löffel Natron nach dem Spülgang auf den Boden der Maschine. Beim nächsten Spülgang wird das dann automatisch weggespült.

Wenn der **Abfluss** mal verstopft ist: 4 Esslöffel Natron in den Abfluss geben und mit einem halben Liter Essig runterspülen. Nachdem es aufgehört hat zu sprudeln mit heissem Wasser nachspülen.

Kinderlachen

Besonders zuträglich für Ihre Gesundheit ist ein Kinderlachen. Um diese ansteckende Gesundheitsmassnahme hervorzurufen benötigen Sie eine 1,5 L-PET-Flasche, Essig und Natron.

Füllen Sie die PET-Flasche ein Finger breit mit Essig, geben Sie 5 Teelöffel Natron hinein und stülpen Sie einen Luftballon über die Flaschenöffnung. Die Mischung produziert Kohlendioxid und füllt den Luftballon. Sie werden zum Helden und die Kinder werden das nie vergessen.

Gegenanzeigen (Kontraindikationen)

Ein verantwortungsbewusster Umgang mit Heilmitteln, in diesem Fall mit Natron, wägt stets die Risiken der Therapie ab gegen die Risiken vorhandener Alternativen sowie gegen die Risiken, von einer Therapie abzusehen. Ein komplizierter Satz, der jedoch an dieser Stelle seinen Platz verdient.

Wenn Sie Bedenken haben, dann fragen Sie jemanden, der es besser wissen sollte. In diesem Fall also besuchen Sie den Arzt oder Heilpraktiker Ihres Vertrauens.

Die **Gegenanzeigen und Besonderheiten** finden Sie im Eingangskapitel.

Anhang

Das Konzept des Säure-Basen-Haushaltes unseres Körpers

Übersäuerung unseres Körpers

Sehr viele chronische Krankheitsverläufe nehmen ihren Ursprung in einem sauren Klima und sogar akute Erscheinungen wie z. B. Hexenschuss sind in Tat und Wahrheit deutliche Anzeichen langjähriger Übersäuerung. Nach und auch während einer Entsäuerung des Körpers ist die Einnahme von Mineralien wichtig.

Einerseits geschieht das durch eine Anpassung der Nahrung und andererseits erfordert die oft schon jahrzehntelange bestehende Übersäuerung eine Zuführung von Mineralien, da ein Ausgleich nur durch die Ernährung nicht mehr auszureichen scheint. Nahrungsergänzungen sind hier sehr sinnvolle Mittel. Hier ist der Gang zum Heilpraktiker oder Ernährungsberater wohl für die meisten Betroffenen die beste Lösung.

Übersäuerung ist ein Symptom

Die Übersäuerung selbst ist schon ein Symptom und tritt als individuelles Krankheitsbild in Aktion, wie z. B. Gicht oder Verstopfung. Sie hat viele Erscheinungsformen. Es gilt in diesem Fall, die Ursachen der Übersäuerung zu ermitteln und zu eliminieren.

Ursachen der Übersäuerung

Die Gründe für eine Übersäuerung sind häufig nicht auf den ersten und zweiten Blick sichtbar, vielleicht nicht einmal auf den dritten. Dies macht sich die Medizin- und die Pharmaszene geschickt zu ihrem Nutzen, indem sie Symptom orientiertes Denken vormachen, diese Symptome behandeln wollen und gleich noch die Pillen dazu entwickeln. Das hat sehr wohl seine Berechtigung und hilft in vielen Fällen dem Betroffenen. Aber nur wenn der Betroffene die wirkliche Ursache seiner Beschwerden angeht, gelingt dauerhafte Besserung.

Angst

Heutzutage wird die Produktion von Angst in Reinkultur gepflegt, und das in allen Lebensbereichen. In den Massenmedien lesen wir von Krieg, Streit, Unfällen aller Art. Es scheint fast so, als sei die Menschheit nur so vom Pech verfolgt. Wir müssen Angst haben, den Job zu verlieren, zu sparen und zu verarmen. Wir haben Angst, einen Virus auf unserem Computer einzufangen, Angst, bestohlen zu werden. Was es nicht alles gibt, wovor wir Angst haben können.

Im Grunde genommen bedeutet dies:

Angst regiert die Welt (und ihre Körperfunktionen)

Wer kennt das nicht? Trotzdem, Ängste gehören zum Leben, wir entwickeln uns weiter mit jeder Angst, die wir überwunden haben.

Stress

Über Stress wurden schon etliche wissenschaftliche und unwissenschaftliche Abhandlungen geschrieben. Darüber noch mehr zu schreiben, lohnt sich in diesem Buch nicht. Was uns stresst - und was nicht- hängt nicht zuletzt von unseren Gedanken, Emotionen und Situationen, in denen wir uns befinden, ab.

Atmung

Wenn Angst und Stress einmal da sind, dann entgleist schliesslich der Atemrhythmus. Die Atmung wird flach und die Atemzüge häufiger. Die Luft wird nun nicht mehr in den Bauchraum gesogen, sondern erfährt schon auf Höhe des Brustkorbes die Wende. Dabei passiert eine ganze Menge: Der Sauerstoff- und Kohlendioxid-Austausch wird gestört, Säureabbau wird verhindert. Durch korrekte Atmung werden auch unerwünschte Stoffe neutralisiert.

Ernährung

Die Ernährung wurde weiter oben schon erwähnt. Vergessen Sie nicht: Jeder Mensch hat andere Bedürfnisse. Das betrifft natürlich auch die Art der Nahrung. Dem einen bekommt's, dem anderen nicht.

Zu viel oder zu wenig Bewegung

Besonders im Leistungssport ist die Übersäuerung des Körpers weit verbreitet. Allein durch die Ernährung kann dem fast nicht entgegengewirkt werden. Profisportler haben hier natürlich einen Vorteil. Dann nämlich, wenn im Betreuerstab auf fachkundiges Wissen zurückgegriffen werden kann. Aber viele Amateursportler schaffen es nicht, die Säure - in diesem Fall z. B. die Milchsäure - auf Dauer zu verarbeiten. Irgendwann macht der Organismus schlapp. Oft genau dann, wenn im Wettkampf, auf den man sich lange und hart vorbereitet hat, die volle Leistung benötigt wird.

Auch zu wenig Bewegung kann zur Übersäuerung führen. Wenn Sie also begeisterter Sportmuffel sind, dann gehen Sie dennoch spazieren. Walking wäre in diesem Fall eine ziemlich optimale Lösung.

Säure-Basen-Equalizer

Bestimmt kennen Sie die Equalizer von Stereoanlagen. Als Musikhörer entscheiden Sie selbst über Höhen und Tiefen der Töne Ihrer Lieblingsmusik. In etwa so verhält sich auch der Schieberegler für Ihr Wohlbefinden. Nehmen wir an, die verschiedenen Schieberegler dirigieren die Werte Angst, Stress, Atmung, Ernährung und Bewegung. Jede Verschiebung eines dieser Hebel beeinflusst die Funktionen in Ihrem Inneren. Schieben Sie am Regler Nr. 3, müssen Sie eventuell auch noch den einen oder anderen Regler neuerlich optimal positionieren. Und genau wie beim Einstellen des bevorzugten Klanges, ist auch die Einstellung für Ihren Körper unter Umständen eine recht mühselige Angelegenheit. Wenn es allerdings erst mal stimmt, dann entwickeln Sie ungeahnte Power!

Das Problem ist, wie bereits angetönt, dass jede "Regelverschiebung" die anderen Regler ebenfalls zur Nachjustierung drängen kann. Darüber hinaus bleibt die Erkenntnis, dass nicht jeder Mensch gleich funktioniert, bzw. nicht jedes Individuum dieselben Einstellungen benötigt. Das hat wohl die Natur absichtlich so eingerichtet. Einer braucht Parties bis zum Umfallen, ein anderer viele Rückzugsmöglichkeiten.

Achten Sie auf Ihren Equalizer und finden Sie Ihre persönlichen Einstellungen. Empfehlungen abzugeben ist zwar nicht möglich, grundsätzlich kann man aber bei der Atmung, dem Essen und bei der Bewegung den Hebel zuerst ansetzen, mit ganz feinen und kontrollierten Veränderungen am Schieberegler.

Krankheiten oder Anzeichen der Übersäuerung[37]

Asthma, Heuschnupfen, Allergien, Bluthochdruck, Cellulitis, Diabetes, Entzündungen, Gelenkschmerzen, Knochenbrüche, Graue Haare, Hautunreinheiten (Pickel), Haarausfall, Infekte, Kopfschmerzen, Konzentrationsprobleme, Erschöpfung, Muskelkrämpfe, Migräne, Menstruationsbeschwerden, Sodbrennen, Schlafstörungen, Untergewicht, Übergewicht, Verdauungsprobleme, Zahnfleischentzündungen, blasse Hautfarbe, geschwollene oder kalte Hände oder Füsse, dunkle Schatten unter den Augen, Osteoporose, Rücken- und Gelenkschmerzen, Bandscheibenprobleme, Verstopfung, Durchfall, Blähungen, Gallensteine, Harnsteine, innerer und äusserer Pilzbefall, Rheuma, Hexenschuss, Stimmungsschwankungen, Tinnitus, Thrombose, Tumore und so weiter.

Diese Auflistung ist lang und noch nicht einmal komplett. Sie sehen aber wie wichtig es ist, den Säure-Basen-Haushalt im Auge zu behalten, die Säure zu reduzieren und die Base zu hätscheln. Bitte denken Sie nicht, Ihnen könnte so etwas nicht passieren. Wenn Sie keine Beschwerden verspüren, so ermitteln Sie dennoch von Zeit zu Zeit Ihre Säure-Basen-Werte.
Viele Menschen gehen wegen irgendwelchen Krankheiten zum Arzt und bekommen dann noch Medikamente verschrieben, von denen es wahrscheinlich ein beträchtlicher Teil gar nicht bräuchte. Dabei enthalten sind auch Placebos, also Scheinmedikamente ohne Wirkstoffe. Der Medizinal- und der Pharma-Apparat hat für viele Krankheiten, die eigentlich Symptome sind, Namen gefunden, will diese Krankheiten diagnostizieren und dann auch noch gleich bekämpfen. Aber wenn doch Übersäuerung die Wurzel vielen Übels ist, warum werden dann immer wieder neue Mittel gegen die daraus entstehenden Symptome kreiert?

---

[37] Internet, diverse Quellen

Sie werden sich nicht wundern: Man kann damit sehr gutes Geld verdienen und die Menschen an der Nase herumführen. Und das noch unter dem Vorwand zu helfen. Damit will ich die einschlägige Szene keineswegs herabwürdigen. Auch ich bin froh, dass es Medikamente und Ärzte mit geballtem Wissen gibt.

**Heutzutage ist viel Geld verdienen,
wirtschaftliches Wachstum
und Profitsteigerung
wichtiger als alles andere auf der Welt.**

Letztendlich ist dann doch nicht alles auf ein saures Körpermilieu zurückzuführen, aber eben, wie es scheint, ein bedeutender Anteil. Besonders bei chronischen Beschwerden, die sich auch wie ein Blitz aus heiterem Himmel in akuten Schüben äussern können, lohnt es sich, selbst nachzuforschen.

Chronische und unbemerkte Übersäuerung, in der Fachsprache auch latente Azidose genannt, ist *die* Grundlage für viele Beschwerden. Das bedeutet Dauerstress für den Körper.

Eine mögliche Auswirkung ist die Bildung von unerwünschten Pilzkulturen in unserem Verdauungssystem. Einer dieser Pilze ist der Candida Albicans, eine Gattung der Hefepilze. Ziemlich unbemerkt vermehrt sich dieser schleichend, bis er schliesslich den Status der unkontrollierten Wucherung erreicht. Damit kann er alle Schleimhäute befallen. Haben Sie zufällig eine verstopfte oder ständig laufende Nase? Haben Sie vielleicht einen Belag auf der Zunge und haben sich schon gefragt, was das sein könnte? Leiden Sie unter Verstopfung oder an Durchfall, oder gar an beidem? Atemnot oder Asthma? Weiter befällt dieser Pilz Gelenke. Kennen Sie etwa den Tennisarm, oder haben Sie schmerzende Daumengelenke oder Schultern (vorwiegend die Linke)? Die Liste der Beschwerden ist lang. Die Symptome sind von Person zu Person unterschiedlich. Das macht es auch so schwierig auf die Idee zu kommen, dass es sich bei der eigentlichen Ursache um Übersäuerung handelt.

Eine Eigenart hat dieser Candida Albicans übrigens noch vorzuweisen. Er bindet Schwermetalle. Warum das so ist, habe ich nicht schlüssig recherchieren können. Vermutlich handelt es sich um einen Schutzmechanismus unseres Körpers. Bei chronischer Übersäuerung können Schwermetalle nicht mehr zum Ausgang transportiert werden.

Persönlich halte ich folgendes für wahrscheinlich: Wir können uns auch was die Pilze angeht, bei der Natur ein Beispiel holen. Die Natur nämlich setzt Pilze gerne dort in Massen ein, wo Unmengen von schmutzigen oder giftigen Stoffen vorkommen. Zum Beispiel kann durch bestimmte Pilzarten eine Ölpest verhältnismässig schnell und ökologisch nachhaltig gesäubert werden, oder eine toxische Bodenbelastung entschärft werden. In diesem Sinne bedeutete dies, dass uns der Pilz vor den giftigen Schwermetallen beschützen kann und will, bis eine Lösung für die belastende Situation gefunden werden konnte.

Der Pilz: ein Warnzeichen und Schutzmechanismus zugleich.

Bei der Rückbildung des Pilzes liegt aber ein wichtiger Punkt. Wenn es gelingt, den Pilz in die Flucht zu schlagen, bzw. das Milieu zu sanieren, setzt das auch in überhöhtem Masse Schwermetalle und andere Gifte frei, was zu zusätzlichen Beschwerden führt, die Vergiftungserscheinungen ähneln oder verstärken (Herxheimer Reaktion).

Schon im Ayurveda, der Medizin und Philosophie aus dem alten Indien, wurde dieser Pilz beschrieben. Ayurveda-Kenner nennen ihn **AMA,** ein Bestandteil von Verdauungsgiften.

Schon vor Jahrtausenden schien die Wucherung von Pilzen in unserem Körper bekannt gewesen zu sein und wurde mit Meditationsübungen und Nahrungsumstellungen behandelt. Die Ursache von AMA sah man im Zusammenspiel von Überessen, Stress, geistigen und emotionalen Spannungen sowie Angst.

Besondere Umstände bei der Frau / Regelwidrigkeiten II.

Die Säure-Basen-Regelung bei der Frau hat eine besondere Bedeutung. Mit dem Beginn der Regelblutung ist der weibliche Organismus mit einem optimalen Mechanismus für den Empfang von Nachwuchs eingestellt. Die Schadstoffe, notabene die Säuren und Giftstoffe, werden vom Körper isoliert und einmal im Monat ausgeschieden. Ein fantastischer Mechanismus, der garantiert, dass der Körper frei von schädlichen Substanzen gehalten wird.

Hier liegt allerdings für die Frau auch eine Gefahr. Durch diesen naturgegebenen Plan kann es vorkommen, dass während der Schwangerschaft und nach dem Ausklingen der Regel die Frau von gesundheitlichen Störungen geplagt wird, welche sich mitunter recht deutlich zeigen. Diese auftretenden Beschwerden werden dann oft nicht unmittelbar als Symptome einer Übersäuerung festgestellt. Individuelle "Klassiker" sind hier z.B. Osteoporose durch resultierenden Mineralstoffmangel, Cellulite und Gewichtszunahme bei Einlagerungen von unerwünschten Stoffen, die nun nicht mehr periodisch ausgeschieden werden. Achten Sie also besonders nach dem Abklingen der Regel auf Ihren pH-Wert.

Schwermetallbelastungen durch Übersäuerung[38]

Die Folgen einer Schwermetallbelastung (z. B. durch Platin und Palladium in Katalysatoren unserer Autos, Quecksilber in Zahnfüllungen, Blei, Kadmium, Arsen im Zigarettenrauch oder bei Schiessanlagen und Nickel in Schmuckstücken) ähneln stark den Auswirkungen einer Übersäuerung des Organismus. Bei einer Übersäuerung soll es häufig zu Ausscheidungsproblemen mit Schwermetallen kommen. Anders gesagt, wenn Sie punkto Säure-Basen-Haushalt im Lot sind, dann müsste der Körper fähig sein, Schadstoffe in vollem Umfang auszuschaffen. Symptome einer möglichen Schwermetallbelastungen sind:

Aggressivität, Allergien , allg. Schwäche, chronische Müdigkeit, Energiemangel, Depression, Resistenz gegen Antibiotika, Antriebsschwäche, Anämie, Asthma, Blutdruckstörungen, Empfindungsstörungen (wie Taubheitsgefühl, Kältegefühl, Kribbeln), Entzündungen der Nebenhöhle, Epilepsie, Fibromyalgie, Gelenkschmerzen, Hautekzeme, Herpes , Herzrhythmusstörungen, Hormonstörungen, Hörstörungen, Hyperaktivität bei Kindern, Infektanfälligkeit, Kopfschmerzen, Leberschädigung, Merkfähigkeit vermindert, Konzentrationsstörungen, Rachen- , Magenschmerzen, Zuckungen im Mundbereich (Mundwinkel), Nervenerkrankungen, innere Unruhe, Reizbarkeit, Neurodermitis, Nierenschädigung, Psychosen, Pilzerkrankungen, Schilddrüsenfunktionsstörungen, Schlaflosigkeit/Einschlafstörungen, Schwindel, Sehstörungen, starkes Schwitzen, Sprachprobleme/verwaschene Aussprache, Zahnfleischentzündungen, -schmerzen, Zittern, Autismus, Legasthenie

---

[38] Internet, diverse Quellen

Körpertemperatur und Übersäuerung

Wir alle wissen, dass unsere Körpertemperatur ungefähr 37°C beträgt und dass diese natürlich leichten Schwankungen unterliegt. So fällt zum Beispiel die Temperatur während wir schlafen auf ca. 36,2°C -36,5°C oder vielleicht noch etwas tiefer. Das scheint der Normalfall zu sein und so sieht es auch die Zunft der Medizinmänner in der westlichen Welt. In der ayurvedischen Sichtweise liegt die ideale Betriebstemperatur allerdings zwischen 36,5°C wenn wir im Land der Träume sind und kann, oder soll, nachmittags oder am frühen Abend die Spitze von 37,3°C erreichen. Ein kleiner aber feiner Unterschied, wie ich meine. Ich kenne viele Leute, bei denen ist die Körpertemperatur dauerhaft höchstens bei 36°C, und genau die sind es dann auch, die häufig über gesundheitliche Probleme und Störungen klagen. Das ist kein Zufall. Zu niedrige Temperatur macht unserem Kraftwerk zu schaffen. Es schwächt das Immunsystem.

Auch diese chronische Untertemperatur verläuft sich in der Übersäuerung. In der ayurvedischen Ernährungslehre unterscheidet man zwischen wärmenden und kühlenden Speisen. Da bei uns das meiste, das wir zu uns nehmen sowieso aus dem Kühlschrank kommt, verwundert es nicht, dass diese gekühlten Nahrungsmittel unweigerlich zu einer Absenkung unserer Körpertemperatur führen. Listen zu wärmenden und kühlenden Speisen finden Sie im Internet. Diesbezüglich bin ich kein Fachmann. Ayurvedische Ernährungsberater oder Fachpersonen aus der chinesischen Medizin wissen mehr darüber zu berichten. Hier weise ich nur auf den Zusammenhang von Körpertemperatur und Übersäuerung hin.

Da unser Motor - wenn er es nicht auf die Idealtemperatur schafft - Mühe bekommt richtig zu funktionieren, schadet es nichts, hin und wieder den Fieberthermometer in die Hand (oder sonst wohin) zu nehmen. Weiter besteht die Möglichkeit, dass die Körpertemperatur mit den Lebensjahren zum Sinken tendiert. Das wäre auch mit dem Wissen um Übersäuerung und Schadstoffeinlagerung erklärbar. Jedenfalls ist mir schon als Kind aufgefallen, wie warm es jeweils in Grossmutters Stube gewesen war und niemand wusste, warum das so sein musste.

Und wie erhöhe ich nun die Temperatur? Das ist verhältnismässig einfach zu erreichen. Bewegen Sie sich mehr, aber übertreiben Sie es nicht, und schon gar nicht in der Nähe einer stark befahrenen Strasse. Nehmen Sie beispielsweise die Treppe anstelle des Fahrstuhls oder besteigen Sie den Bus eine Station weiter. Wie bereits erwähnt könnten Sie Temperatur erhöhende Nahrungsmittel zu sich nehmen. Was noch viel schwieriger und ziemlich lange dauern kann, ist die Entgiftung oder eben die Entsäuerung Ihres Körpers. Regelmässige Saunagänge, warme Bäder und vor Kälte schützende Kleidung sind weitere unterstützende Massnahmen, genauso wie Entspannungs- und Atemübungen.

Bei 37°C funktioniert die Entgiftung um einiges besser.[39]

---

[39] 37°: Das Geheimnis der idealen Körpertemperatur für optimale Gesundheit, Uwe Karstädt, 2014

Was Sie zur Entsäuerung (Entgiftung) benötigen

Erst einmal ist es wichtig, den Stoffwechsel wieder auf die Beine zu bringen. Dazu wird empfohlen, viel Grünzeug und vorzugsweise bittere Kräuter fest in den Speiseplan aufzunehmen. Entspannungsübungen, Massagen, Atemtraining sowie regelmässig betriebenen, leichten Sport. Übertreiben Sie es nicht mit körperlicher Ertüchtigung, das ist nicht jedermanns Sache und kann die Übersäuerung noch anheizen. Seien Sie auch vorsichtig mit Früchten. Es wird vorgeschlagen, sparsam mit Obst zu sein. Wenn, dann bitte vormittags verspeisen, oder als Dessert zum Hauptgang. Viel Obst macht nicht unbedingt jeden gesünder.

Natron

Das Trojanische Pferd eignet sich besonders als Kur, ein- bis zweimal pro Jahr. Oder aber man nimmt es als Start in eine Entsäuerungskur. Vor allem macht das dann Sinn, wenn Sie deutliche Beschwerden verspüren.

1 TL Natron mit 3 TL Ahornsirup vermischen und davon ein bis drei Teelöffel über den Tag verteilt einnehmen, auf nüchternen Magen. Das können Sie für ein paar Tage so machen.

Zwischendurch, wenn ich das Gefühl habe, es täte mir gut, nehme ich Natron gleich nach dem Aufstehen; einen gestrichenen Teelöffel in ca. 3 dl Wasser.

Atemübungen

Die wichtigste Atemtechnik gehört eigentlich in die Kategorie "die natürlichste Sache der Welt"; die sogenannte Bauchatmung.

Es ist ein Zeichen der Zeit, dass viele von uns mehr oder weniger dauerhaft unter Strom stehen. Termin hier, Termin da und schon sind wir wieder später als gewollt im Bett gelandet um uns vom Stress des vergangenen Tages zu erholen. Nach wenigen Stunden Schlaf klingelt der Wecker pünktlich mal wieder viel zu früh. Jeden Tag dasselbe. Dazu unruhiger Schlaf. Das ist Stress, bevor man aufgestanden ist.

Durch diese Dauerbelastung entgleitet uns die Fähigkeit zur Musse, erkennbar an unseren Atemzügen, die kürzer und oberflächlicher werden und schon auf Höhe des Brustkorbes abgebrochen werden. Diese Brustatmung führt dazu, dass der Kohlendioxid-Austausch in der Lunge nicht vollständig vollzogen werden kann. Wenn das über längere Zeit geschieht, dann werden wir auf Dauer richtig sauer.

Deshalb konzentrieren Sie sich mehrere Male am Tag darauf, tiefe Atemzüge zu nehmen. Das sollte anfangs fest in den Tagesablauf eingeplant werden. Mit der Zeit gewöhnen Sie sich daran und Sie werden wieder atmen wie ein kleines Kind.

Massagen

Es spielt meiner Ansicht nach keine grosse Rolle, welche Art von Massagen Sie sich von nun an gönnen. Sie werden die angenehmste Form für sich selbst entdecken. Wie wäre es mit einer Hot-Stone-Massage oder einer Thai-Massage? Vielleicht wäre auch eine Warmölmassage oder Akupressur etwas für Sie.

Es gibt wirklich eine Vielzahl von wohltuenden und entkrampfenden Massagetechniken. Lassen Sie es sich gut gehen.

Entspannungsübungen

Es lohnt sich, eine oder mehrere Entspannungsübungen zu erlernen und regelmässig zu praktizieren. Da gibt es z. B. Autogenes Training, Hypnose, Yoga, Meditation und noch vieles mehr. Sie werden Ihre Favoriten schon haben, oder sonst werden Sie bald fündig.

Fastentage

Man soll es auch beim Fasten nicht gleich übertreiben. Es gibt eine einfache Möglichkeit, die Extreme auszuschalten: Einmal pro Monat einen Fastentag einlegen (Sie werden staunen, wie einfach das geht) und ein- bis zweimal pro Woche das Abendessen sausen lassen. So geben Sie dem Körper wie schon erwähnt eine Verschnauf- und Verdauungspause.

FdH

Diese Methode braucht man nicht näher zu erklären: **F**riss **d**ie **H**älfte. Damit hat der Körper die nötige Zeit, alles, was er braucht zu verwerten, muss nichts Überschüssiges ins Gewebe verschieben und als Fett für den Winter aufsparen. Gleichzeitig bleibt mehr Zeit, schädliche Substanzen loszuwerden.

Bitterstoffe

Als ich noch ein Kind war, da waren einige Gemüse und Früchte so bitter, dass meine Gesichtszüge zu entgleisen drohten. Esse ich die gleichen Sorten heute, so schmecken die eher süsslich. Wo sind denn die bitteren Inhaltsstoffe geblieben?

Dabei sind Bitterstoffe ein Grundpfeiler der Gesundheit. Sie sind gut für die Verdauung. Sobald unsere Geschmacksrezeptoren «bitter» identifizieren produziert unser Verdauungssystem und die entsprechenden Organe ein Basensekret. Dadurch wiederum werden überschüssige Säuren im Körper abgebaut. Des Weiteren werden Bitterstoffe gebraucht um Nährstoffe und Wasser aufzunehmen sowie Krankheitserreger abzuwehren. Ein altes Hausmittel hierzu ist der Schwedenbitter. Der Auszug aus vielen verschiedenen Bitterkräutern verhilft seit Generationen zu robuster Gesundheit und Widerstandskraft. Nicht umsonst nennt man den Schwedenbitter auch das «Elixier des langen Lebens». Bitterstoffe minimieren oder verhindern auch Heisshungerattacken, und sie regulieren den Blutzuckerpegel.

Basische Kost

Es gibt wirklich viele Ansichten, was gesundes Essen beinhalten soll und was nicht. Klar ist eigentlich dabei nur eines: Alle Menschen sind gleich; ausser vielleicht in dem, was für sie gesund ist. Im Einzelfall – das kennen wir – gibt es Sachen, die dem einen gut tun, dem anderen aber nicht.

Sie werden ganz sicher herausfinden, was Ihnen selbst guttut, oder zumindest finden Sie heraus, was Ihnen guttun würde.

Elektronen

Eine genügende Anzahl frei verfügbarer Elektronen in unserem Organismus stellt sicher, dass sich die Gesundheit selbst erhält, oder aber diese langsam aber sicher wiederhergestellt wird.

Heutzutage ist es kein Geheimnis mehr, dass Entzündungen am Anfang einer ganzen Reihe von schweren Krankheiten stehen, wie zum Beispiel Alzheimer, Diabetes, Herzerkrankungen, Schlaganfälle, Autoimmunkrankheiten oder Krebs. Entzündungen, gemeint sind hier latente (unbemerkte) Entzündungen, werden grösstenteils durch sogenannte «freie Radikale» verursacht. Freie Radikale sind im Grunde genommen Atome oder Moleküle, welche auf der äussersten Hülle lediglich ein Elektron haben statt deren zwei. Das freie Radikal sucht nun nach Möglichkeiten, diesen freien Platz zu vergeben bzw. diese Lücke zu schliessen.

Aber woher kommen diese freien Radikale eigentlich? Sie entstehen bei Stoffwechselvorgängen, die mit Sauerstoff zu tun haben. Vor allem bei der Energiegewinnung aus Glukose benötigen unsere Körpereigenen Kraftwerke, die Mitochondrien, Sauerstoff. Dabei entstehen Radikale sozusagen als eine Art Abfallprodukt. Des Weiteren kommt es zur Oxidation bei der Bekämpfung von Bakterien und beim Abbau von Schadstoffen (z.B. Autoabgase, Zigarettenrauch etc.). Diese Stoffwechselvorgänge nennt man Oxidation, die Radikale werden demzufolge «Oxidantien» genannt.

Wenn wir gestresst sind – psychisch wie physisch – erhöht sich die Atmungsfrequenz. Wir benötigen mehr Energie. Es braucht also mehr Sauerstoff und die freien Radikale vermehren sich drastisch. Ein weiterer wichtiger Faktor ist unsere Ernährung. Bei einer Erhöhung der kritischen Faktoren kommt es zum sogenannten «Oxidativen Stress» (= Elektronenmangel). Sollten Sie Symptome wie Müdigkeit/Trägheit, Gedächtnisstörungen, Muskelschmerzen, graue Haare, Minderung der Sehkraft, Kopfschmerzen, häufige Infektionen bei Ihnen feststellen, dann denken Sie an den Oxidativen Stress.

Was können wir also tun um uns vor diesen Radikalen zu schützen? Wir fluten ganz einfach unseren Köper mit Elektronen. Dabei handelt es sich um Stoffe mit einem Elektronenpaar auf der äusseren Hülle (oder mit Stoffen, welche nach dem Oxidationsprozess noch Elektronen zu vergeben haben). An denen können die freien Radikale nun andocken. Diese Stoffe nennt man auch «Antioxidantien.» Das bekannteste Antioxidans ist wohl das gute alte Vitamin C. So ein Antioxidans nennt man übrigens unter Fachleuten «Elektronendonator», da es eben Elektronen an die Radikale abgeben kann. Interessanterweise können die meisten Säugetiere das Vitamin C selbst herstellen. Ausgenommen sind wir Menschen genauso wie Affen, Meerschweinchen oder Fledermäuse. Diese müssen das Vitamin C durch die Nahrung aufnehmen. Warum das so ist, weiss niemand so genau.

Es gibt natürlich noch weitere Antioxidantien bzw. Elektronenspender. «Flavonoide» sind vor allem in Früchten und Gemüse enthalten, also in pflanzlichen Stoffen (übrigens auch im Rotwein). Sehr interessant finde ich die wissenschaftliche Erkenntnis, dass «Melatonin» ebenfalls ein Antioxidans ist. Melatonin produziert unser Körper in der Dunkelheit, vorwiegend im Schlaf. Ich vermute, dass die Belastung durch freie Radikale unsere durchschnittlich benötigte Schlafdauer durchaus verlängern kann.

Wir haben die Möglichkeit, diese Radikale abzufangen und unschädlich zu machen, indem wir eine genügende Anzahl an Elektronendonatoren in unseren Körper bringen. Übrigens sind nicht alle Antioxidantien auch Elektronendonatoren, wirken aber trotzdem. Manche verhindern die Bildung von freien Radikalen ganz einfach.

Als erste Möglichkeit Elektronen zuzuführen essen wir möglichst viel naturbelassene pflanzliche Nahrung, das heisst Rohkost. Im Selbstversuch habe ich so lange nur grünes Blattgemüse mit Olivenöl gegessen, bis ich einen deutlichen Energieanstieg feststellen konnte. Dieser war nach ca. 10 Tagen da. Die Fähigkeit von Lebensmitteln Elektronen abzugeben ist messbar. Man nennt das auch «Redoxpotential.» Das Redoxpotential kann mit einem Messgerät ermittelt werden, das die Spannung in Millivolt ermitteln kann. Gemessen wird dies in Flüssigkeiten. Je niedriger die Spannung ist, desto besser. Schon an den Werten unseres Blutes kann man erkennen, wie das funktioniert. Arterielles Blut hat einen durchschnittlichen Wert von minus 57 mV, während das venöse Blut einen Wert von lediglich minus 7 mV aufweist. Messen wir das Redoxpotential des Leitungswassers erhalten wir je nach Qualität Werte zwischen +150 mV und +300 mV. Lösen wir nun darin eine Brausetablette mit Vitamin C auf, sinkt dieser Wert drastisch auf ca. -30 mV bis +30 mV. Der Wert von +240 mV und mehr bedeutet Elektronenmangel. Lustigerweise hat Bier einen Wert von ca. +75 mV. Damit liesse sich die Zahl der regelmässigen Biertrinker leicht erklären. Rotwein wäre mit ca. +50 mV ebenfalls ein guter Elektronendonator. Ich mache hier aber keine Werbung für alkoholische Getränke.

Die zweite Möglichkeit um Elektronen im Körper aufzunehmen ist sich «zu Erden», indem man die nackten Füsse auf natürlichen Grund stellt. Studien haben gezeigt, dass schon nur diese einfache Massnahme dazu führt, dass sich der Schlaf verbessert sowie Entzündungen reduziert, Schmerzen gelindert, das persönliche Wohlbefinden gesteigert werden und vieles mehr. Gehen Sie Barfuss so viel sie können und wollen, zum Beispiel im Garten, im Wald, auf der Wiese, am Strand. Es geht sogar auf Beton. Eine tägliche Elektronenaufnahme durch die Füsse von 30 Minuten bewirkt viel Gutes. Ausgenommen von der guten Wirkung sind Asphalt, Teer, Holz, Gummi und Plastik (wie bei Turnschuhen oder Sneakers) oder der PVC-Bodenbelag.

Meiden Sie entzündungsfördernde Nahrungsmittel

«Du bist, was du isst.» (Zitat von Ludwig Feuerbach, Philosoph). Wissenschaftliche Untersuchungen belegten, dass unser Erbgut durch die Art, wie wir uns ernähren, beeinflusst werden kann. So gesehen stimmt das Zitat und aus dem 19. Jahrhundert tatsächlich. Beim Thema Essen geht es hier darum die entzündlichen Prozesse im Körper zu vermeiden[40]:

Zucker

Zucker ist in fast jedem abgepackten Lebensmittel. Lesen Sie auf der Packung die Inhaltsstoffe genau durch. Sie werden ihn finden. Er mag mit verschiedenen Bezeichnungen daherkommen - Rohrzucker, kristalline Fruktose, Maissirup mit hohem Fruktosegehalt, aber es ist schlussendlich alles Zucker. Die Art und Weise, wie der Körper mit Fruktose und Glukose umgeht, ist jedoch unterschiedlich, was der Grund dafür sein könnte, dass Fruktose siebenmal wahrscheinlicher zu Glykationsendprodukten oder klebrigen Proteinverklumpungen führt, die Entzündungen verursachen. Zusätzlich verursacht Zucker Veränderungen in unseren Zellmembranen, unseren Arterien, unserem Immunsystem, unseren Hormonen und unserem Darm.

---

[40] Why Isn't My Brain Working?: A Revolutionary Understanding of Brain Decline and Effective Strategies to Recover Your Brain's Health -Datis Kharrazian - (Elephant Press, 2013)

Getreide / Gluten

Glutenhaltige Getreideprodukte, Soja und Mais wurden als allergene Lebensmittel identifiziert. Eine verbreitete Meinung darüber, wie diese Lebensmittel allergen wurden und immer allergener werden, ist die Art ihrer Verarbeitung, Hybridisierung und genetische Modifikation, die sie für unser Immunsystem unerkennbar und zu Trägern unwillkommener Informationen machen. Gluten (und auch verarbeitete Milchprodukte) führen, wenn sie unvollständig verdaut werden, zu Peptiden (Ketten von zwei bis zirka hundert Aminosäuren), die, sobald sie die Darmbarriere passiert haben, das Gehirn und das Immunsystem auf entzündliche Weise stimulieren können.

Die epidemische Häufigkeit von Autoimmunerkrankungen in Industrieländern ist ein direktes Symptom unserer Lebens- und Essensweise.

Viele Krankheiten – wird begründet angenommen – folgten oder entstanden erst durch die Verbreitung von Getreide als Hauptnahrungsmittel[41]. Bestimmte Bevölkerungsgruppen wie die West- und Nordeuropäer sind anfälliger auf Autoimmunkrankheiten wie z. B. Zöliakie oder Rheuma. Die Krankheiten werden durch den Verzehr Getreide ausgelöst. Der Ackerbau in diesem Gebiet wurde ca. 4000 - 3000 v.Chr. eingeführt. Durch eine deutliche Reduktion oder gar Verbannung des Getreides aus dem Speiseplan können viele Autoimmunkrankheiten deutlich gelindert, wenn nicht sogar gestoppt werden. Weiter wurde erkannt, dass neurologische und psychologische Erkrankungen ebenfalls mit dem Verzehr von Getreide in Verbindung gebracht werden, darunter Autismus, Schizophrenie, Epilepsie, Demenz sowie diverse degenerative Erkrankungen.

---

[41] Das Getreide, zweischneidiges Schwert der Menschheit – Loren Cordain, 1999

Bevor Sie zum Psychiater rennen

Lassen Sie es erst gar nicht so weit kommen. Niemand von uns will krank werden. Wehren Sie den Anfängen. Machen Sie sich schlau über die Folgen von Getreideverzehr[42] und streichen Sie Korn von Ihrer Einkaufsliste.

Ernährungsumstellung

Vorschlag: Führen Sie eine 30-tägige Ernährungsumstellung durch. Streichen Sie diese provozierenden Lebensmittel: **Mais, Soja, Hülsenfrüchte, Milchprodukte, Getreide**. Was essen Sie dann? Alternativ essen Sie biologisches Fleisch, Wildfisch, Eier, Obst, Gemüse und Nüsse/Samen. Es geht natürlich auch ohne tierische Nahrungsmittel. Wenn das nicht helfen sollte, dann sind Sie vielleicht jemand, für den Nachtschattengemüse, Nüsse oder Eier entzündlich sind. Wenn Ihnen das zu viel Aufwand ist, dann streichen Sie lediglich Milchprodukten und Gluten. Wenn das auch zu anstrengend ist, dann wäre das Weglassen von Gluten eine gute erste Wahl.

Für den kleinen Energieschub für's Gehirn: Nehmen Sie 1-2 Esslöffel natives **Kokosnussöl** ein, um Ihrem Gehirn eine einfache Kraftstoffquelle zu bieten, die keine nennenswerte Verdauungsvorgänge erfordert. Wenn Ihr Zuckerspiegel aus dem Gleichgewicht geraten ist, hungern Ihre Gehirnzellen nach Nährstoffen. Kokosnussöl kann eine effektive Energiequelle sein. **Kurkuma** kennen Sie ebenfalls. Es verleiht dem Curry seine gelbliche Färbung. In therapeutischen Dosen ist es aber auch ein wirksames Mittel gegen alle möglichen Krankheiten[43]. Kurkuma ist ein Entzündungshemmer (und genau das wollen wir ja). Die Weltgesundheitsorganisation empfiehlt die Einnahme von 3 Gramm täglich. Das ist in etwa ein Teelöffel pro Tag.

---

[42] Die Basisallergie – Ursula Jonsson, 2004, 2. Auflage

Ein raffiniertes Spiel

Die Raffinierung von Stoffen soll gemäss Definition eine «Veredelung oder Reinigung eines Rohstoffes» bewirken. Bei Zucker und Salz werden bei diesem Vorgang allerdings die Nährstoffe entzogen. Das ist auf Dauer für unseren Organismus keine gute Idee. Diese Nährstoffkombinationen sind von der Natur zusammengestellt worden. Und so sollten sie auch in unseren Körper gelangen.

Zucker verliert durch die Raffinierung die wertvollen Mineralien. Führen wir diesen Zucker nun dem Körper zu, werden die körpereigenen Nährstoffe entzogen. Dieses sog. osmotische Prinzip besagt, dass zwei Flüssigkeiten, welche durch eine feine Membran getrennt sind, ihre Inhaltsstoffe (Nährstoffe) austauschen. Dies geschieht durch den osmotischen Druck. Als kleines Beispiel: Trinken wir Zuckerwasser aus raffiniertem Zucker, entsteht im Darm ein umgekehrter osmotischer Druck. Die Nährstoffe im Körper – getrennt durch die Darmwand – drängen sich nun von Körper in den Darm hinein. Dabei sollte es genau in die andere Richtung wirken. Bei unserem raffinierten Kochsalz greift dieser Mechanismus ebenfalls.

Damit ermöglichen wir Vitaminabbau und Demineralisation der Knochen. Zudem macht dieser Mechanismus süchtig. Denn der Körper fordert immer mehr Zucker oder Salz, in der Hoffnung, dass das nächste Mal die Nährstoffe dabei sind.

Das zweite Produkt der Zuckerraffinierung ist Melasse. Dort sind die ganzen Nährstoffe drin.

Zuckermelasse auch «das schwarze Wunder» genannt, ist zähflüssig, dunkel und kann Sie wieder gesundmachen. Es kostet nicht viel und die Anwendung ist sehr einfach. Melasse ist der unterbewertete oder gar unbekannte Superfood der aktuellen Zeit.

---

[43] https://www.dr-boehm.at/ratgeber/curcuma-oder-kurkuma/

Zur Blütezeit meiner Grosseltern war die Melasse allgegenwärtig. Sie wurde regelmässig in ein Glas Wasser gerührt und getrunken oder auf's Brot geschmiert. Allmählich geriet dieses «Wundermittel» in Vergessenheit. Glücklicherweise rückt die Melasse langsam wieder ins Bewusstsein der Bevölkerung. Die tägliche Anwendung (innerlich und äusserlich möglich) von Melasse kann bei viele Krankheiten helfen, darunter diverse Krebsleiden, Bluthochdruck, Muskelkrämpfe, Blasenleiden, Anämien, Nährstoffmangel und vieles mehr[44]. Der wichtigste Aspekt von Melasse ist aber wie bei vielen Methoden die Vorbeugung von Krankheiten.

Wussten Sie, dass Melasse ein gängiger Futterzusatz in der Viehhaltung ist? Und die Viehzüchter müssen es ja wissen. Sie haben den besten Profit mit kräftig gewachsenen und gesunden Tieren.

Meersalz, Steinsalz

Auch das gewöhnliche Kochsalz steht ohne Nährstoffe im Regal der Supermärkte. Dafür ist es aber billiger als das wertvolle, mit natürlichen Mineralien vollgepackte Meer- oder Steinsalz (auch Berg- oder Kristallsalz). Das eingesparte Geld spenden wir dafür Jahre später den Medizinmännern.
Es gibt noch weitere Erzeugnisse, bei welchen in der Raffination die Nährstoffe ausgezogen wurde, wie etwa Weissmehl oder weisser Reis.

---

[44] http://www.digigalleria.net/krebs-nur-eine-krankheit/viewtopic.php?t=114

Geheimwaffe Brennnessel

Die Brennnessel (Urtica dioica) ist seit der Antike ein Grundmittel in der Kräutermedizin. Schon die alten Ägypter verwendeten die Brennnessel zur Behandlung von Arthritis und Rückenschmerzen, während römische Truppen sich mit ihr einrieben um warm zu bleiben[45].

Ihr wissenschaftlicher Name, Urtica dioica, kommt vom lateinischen Wort uro, das "brennen" bedeutet, da ihre Blätter bei Berührung ein vorübergehendes Brennen verursachen können.

Die Blätter haben haarähnliche Strukturen, die stechen und ausserdem Juckreiz, Rötungen und Schwellungen hervorrufen[46].

Sobald sie jedoch zu einem Nahrungsergänzungsmittel verarbeitet, getrocknet oder gekocht wird, kann die Brennnessel gefahrlos konsumiert werden. Studien verbinden sie mit einer Reihe von gesundheitlichen Vorteilen:

Brennnessel enthält viele Nährstoffe

Die Blätter und die Wurzel der Brennnessel liefern eine Vielzahl von Nährstoffen, darunter[47]:
- **Vitamine:** Vitamine A, C und K sowie mehrere B-Vitamine
- **Mineralstoffe:** Calcium, Eisen, Magnesium, Phosphor, Kalium, Natrium, Kieselsäure, Silizium
- **Fette:** Linolsäure, Linolensäure, Palmitinsäure, Stearinsäure und Ölsäure
- **Aminosäuren:** Alle essentiellen Aminosäuren

---

[45] https://www.sciencedirect.com/science/article/abs/pii/S2210803312000978

[46] https://pubmed.ncbi.nlm.nih.gov/22593694/

[47] https://www.sciencedirect.com/science/article/abs/pii/S2210803312000978

- **Polyphenole**: Kaempferol, Quercetin, Kaffeesäure, Cumarine und andere Flavonoide
- **Farbstoffe**: Beta-Carotin, Lutein, Luteoxanthin und andere Carotinoide
- Darüber hinaus wirken viele dieser Nährstoffe als **Antioxidantien** in Ihrem Körper.

Studien deuten darauf hin, dass Brennnesselextrakt den Antioxidantienspiegel im Blut erhöhen kann[48].

Die Brennnessel ist reich an Stoffen, die Polyphenole genannt werden. Die wissenschaftlichen Forschungen zu Polyphenolen deuten darauf hin, dass diese Verbindungen eine Rolle bei der Vorbeugung und Behandlung von chronischen Krankheiten spielen können, die mit Entzündungen zusammenhängen, wie Diabetes, Fettleibigkeit, Krebs und Herzerkrankungen.

Brennnesseln mindern und verhindern Entzündungen

Entzündungen sind die Art und Weise, wie Ihr Körper sich selbst heilt und Infektionen bekämpft. Allerdings kann eine länger bestehende (chronische) Entzündung erheblichen Schaden anrichten[49].

Die Brennnessel beherbergt eine Vielzahl von Verbindungen, die helfen Entzündungen zu reduzieren. In Tier- und Reagenzglasstudien reduzierte die Brennnessel den Spiegel mehrerer Entzündungshormone, indem sie deren Produktion hemmte[50] [51].

---

[48] https://pubmed.ncbi.nlm.nih.gov/29844787/

[49] https://www.ncbi.nlm.nih.gov/books/NBK493173/

[50] https://pubmed.ncbi.nlm.nih.gov/9923611/

In Studien am Menschen scheint das Auftragen einer Brennnesselcreme oder der Verzehr von Brennnesselprodukten entzündliche Zustände, wie z.B. Arthritis, zu lindern. In einer Studie mit 27 Personen führte das Auftragen einer Brennnesselcreme auf die von Arthritis betroffenen Stellen zu einer signifikanten Schmerzlinderung im Vergleich zu einer Placebobehandlung[52].

In einer anderen Studie reduzierte die Einnahme eines Nahrungsergänzungsmittels, das Brennnesselextrakt enthielt, signifikant die Arthritisschmerzen. Ausserdem hatten die Teilnehmer das Gefühl, dass sie aufgrund dieser Brennnesselkapsel ihre Dosis an entzündungshemmenden Schmerzmitteln reduzieren konnten[53].

Allerdings ist die Forschung nicht ausreichend fortgeschritten (gemäss dem Standard der Schriftgelehrten), um die Brennnessel als entzündungshemmende Behandlung zu empfehlen. Demnach werden mehr Studien am Menschen benötigt. Aus Erfahrung weiss ich, dass eine tägliche Tasse Brennnesseltee ungemein guttut. Das ist natürlich mein persönlicher Eindruck. Aber gerade wegen dem nächsten Punkt bin ich überzeugter Brennnesselteetrinker.

Brennnesseln lindern Symptome einer vergrösserten Prostata

Bis zu 50 % der Männer im Alter von über 50 Jahren kennen das Problem einer vergrösserten Prostata[54]. Brennnessel hilft dabei, schädliche Bakterien aus den Harnwegen zu spülen.

[51] https://pubmed.ncbi.nlm.nih.gov/8740085/

[52] https://pubmed.ncbi.nlm.nih.gov/10911825/

[53] https://pubmed.ncbi.nlm.nih.gov/20015358/

[54] https://pubmed.ncbi.nlm.nih.gov/27582614/

Eine vergrösserte Prostata wird gemeinhin als gutartige Prostatahyperplasie (BPH) bezeichnet. Die Wissenschaftler sind sich nicht einig darüber, was BPH verursacht, aber es kann zu erheblichen Beschwerden beim Wasserlassen führen. Interessanterweise deuten einige Studien darauf hin, dass die Brennnessel bei der Behandlung von BPH helfen kann. Eine unterschätzte Ursache von Prostatitis ist die Infektion mit der Protozoenart «Trichomonas Vaginalis»[55]. Wie der Name schon sagt, vermutete die Wissenschaft diese Parasitenart bisher lediglich an einem Ort. Diese Gattung ist allerdings sehr gefährlich und kann sich unbemerkt im ganzen Körper ausbreiten.

Studien an Menschen mit BPH zeigen, dass Brennnesselextrakte helfen, kurz- und langfristige Probleme beim Wasserlassen zu behandeln - ohne Nebenwirkungen[56] [57].

Brennnessel bei Heuschnupfen

Die Brennnessel wird als eine vielversprechende natürliche Behandlungsform bei Heuschnupfen angesehen.

Untersuchungen im Labor zeigen, dass Brennnesselextrakte Entzündungen hemmen, die saisonale Allergien auslösen können[58]. Dazu gehört, dass sie Histaminrezeptoren blockieren und Immunzellen daran hindern, Stoffe freizusetzen, die Allergiesymptome auslösen.

---

[55] https://bmcinfectdis.biomedcentral.com/articles/10.1186/s12879-016-1843-1

[56] https://pubmed.ncbi.nlm.nih.gov/16635963/

[57] https://pubmed.ncbi.nlm.nih.gov/18038253/

[58] https://pubmed.ncbi.nlm.nih.gov/19140159/

Studien am Menschen zeigen jedoch, dass die Brennnessel bei der Behandlung von Heuschnupfen gleich gut oder nur geringfügig besser ist als ein Placebo. Ob diese Pflanze ein vielversprechendes natürliches Heilmittel für Heuschnupfensymptome ergeben könnte, ist in weiteren zu prüfen.

Brennnessel senkt den Blutdruck

Etwa einer von drei Erwachsenen in der westlichen Welt hat einen zu hohen Blutdruck. Bluthochdruck ist ein ernsthaftes, lange unentdecktes, Gesundheitsproblem. Es erhöht das Risiko von Herzerkrankungen und Schlaganfällen, die zu den führenden Todesursachen weltweit gehören[59].

Die Brennnessel wurde schon früher zur Behandlung von Bluthochdruck verwendet[60]. Diverse Studien zeigen, dass sie auf verschiedene Weise helfen kann, den Blutdruck zu senken. Zum einen kann sie die Produktion von Stickstoffmonoxid stimulieren, das als Vasodilatator wirkt. Vasodilatatoren entspannen Blutgefässe und helfen ihnen, sich zu weiten.
Darüber hinaus enthält die Brennnessel Verbindungen, die Ihr Herz entspannen, indem sie die Kraft der Kontraktionen verringern[61]. In Tierversuchen hat sich gezeigt, dass die Brennnessel den Blutdruck senkt und gleichzeitig die antioxidativen Abwehrkräfte des Herzens erhöht. Allerdings sind die Auswirkungen der Brennnessel auf den Blutdruck beim Menschen vermutlich noch unklar.

---

[59] https://www.cdc.gov/heartdisease/facts.htm

[60] https://pubmed.ncbi.nlm.nih.gov/27585814/

[61] https://pubmed.ncbi.nlm.nih.gov/21896151/

Brennnessel unterstützt die Blutzuckerkontrolle

Diverse Studien bringen die Brennnessel auch mit der Senkung des Blutzuckerspiegels in Verbindung. In der Tat enthält diese Pflanze Verbindungen, die die Wirkung von Insulin nachahmen können[62].

In einer dreimonatigen Studie mit 46 Personen senkte die dreimalige tägliche Einnahme von 500 mg Brennnesselextrakt den Blutzuckerspiegel im Vergleich zu einem Placebo signifikant[63].

Andere potenzielle Vorteile

Die Brennnessel kann weitere potenzielle gesundheitliche Vorteile bieten, darunter:

- **Geringere Blutung**: Medikamente, die Brennnesselextrakt enthalten, haben sich als geeignet erwiesen, übermässige Blutungen zu reduzieren, insbesondere nach Operationen.
- **Gesundheit der Leber**: Die antioxidativen Eigenschaften der Brennnessel können Ihre Leber vor Schäden durch Toxine, Schwermetalle und Entzündungen schützen[64].
- **Heilung von Wunden und Verbrennungen**: Das Auftragen von Brennnesselsalben kann die Wundheilung unterstützen, auch bei Verbrennungswunden.

---

[62] https://pubmed.ncbi.nlm.nih.gov/20013820/

[63] https://pubmed.ncbi.nlm.nih.gov/24273930/

[64] https://pubmed.ncbi.nlm.nih.gov/22585933/

Weiter ist die Brennnessel entsäuernd, haarwuchsfördernd und hilft gegen Schuppen auf der Kopfhaut, Erschöpfungszustände, Frühjahrsmüdigkeit, Verstopfung, Appetitlosigkeit, Menstruationsbeschwerden, Durchfall, Nieren- sowie Magenschwäche. Die Brennnessel ist ein echter Allrounder unter den Kräutern.

Mögliche Nebenwirkungen

Der Verzehr von getrockneter oder gekochter Brennnessel ist im Allgemeinen unbedenklich. Es gibt nur wenige bekannte Nebenwirkungen, wenn überhaupt.

Seien Sie jedoch vorsichtig beim Umgang mit frischen Brennnesselblättern, da ihre haarähnlichen Widerhaken Ihre Haut verletzen können. Diese Widerhaken können eine Reihe von Stoffen injizieren, wie z.B. Acetylcholin, Histamin, Serotonin oder Ameisensäure.

Diese Verbindungen können Hautausschläge, Beulen, Nesselsucht und Juckreiz verursachen. In seltenen Fällen kann es zu einer schweren allergischen Reaktion kommen, die lebensbedrohlich sein kann. Bei der Verarbeitung der Blätter werden diese Stoffe allerdings abgebaut, so dass beim Verzehr von getrockneter oder gekochter Brennnessel keine Beschwerden zu erwarten sind.

Schwangere Frauen sollten den Verzehr der Brennnessel vermeiden, da sie Gebärmutterkontraktionen auslösen können.
Wenn Sie es mit Brennnesseln versuchen möchten, aber noch vom Arzt Medikamente verordnet erhalten haben, dann sprechen Sie sich bitte mit dem behandelnden Arzt ab. Die Brennnessel kann mit Medikamenten interagieren und die Wirkung der Medikamente verstärken oder mindern.

Wie man sie konsumiert

Brennnessel integriert man unglaublich einfach in die tägliche Routine. Sie kann in vielen Naturkostläden, Drogerien oder Apotheken gekauft werden. Sie können sie auch selbst anbauen oder Ernten. Die Verarbeitung benötigt aber Zeit und etwas Erfahrung im Umgang mit der Natur.

Es gibt getrocknete Blätter, Kapseln, Tinkturen und Cremes zu kaufen. Die getrockneten Blätter und Blüten können zu einem köstlichen Kräutertee aufgegossen werden, während die Blätter, Stängel und Wurzeln gekocht und zu Suppen, Eintöpfen, Smoothies und Pfannengerichten beigefügt werden können.

Derzeit gibt es keine allgemeingültige Dosierungsempfehlung für Brennnesselprodukte. Am besten starten Sie mit einer Tasse Brennnesseltee am Tag, oder falls Sie der Smoothie-Typ sind, dann geben Sie etwas Pulver zum bestehenden Rezept. Fragen Sie auch Leute, die sich mit Kräuterheilkunde auskennen.

zum Schluss

Hier wieder die kleine Bitte an Sie: Wenn Sie Bedenken haben, oder sich auf einem der erwähnten Gebiete nicht auskennen, dann nehmen Sie dafür professionelle Unterstützung in Anspruch.

**Es ist bis jetzt noch kein Meister vom Himmel gefallen.
Anfänger aber auch nicht.**

Durch die Aufrechterhaltung des richtigen pH-Wertes innerhalb Ihres Körpers, kann Natron die allgemeine Gesundheit und Ihr Wohlergehen steigern. Einige gesundheitliche Probleme, wie zum Beispiel Magenbeschwerden, Nierensteine, Gicht, Harnwegsinfektionen oder Grippe lassen sich mit Natron gut behandeln. Es kann sogar die sportliche Leistungsfähigkeit erhöhen.

Viele der vorgeschlagenen Verwendungszwecke habe ich selbst ausprobiert und Natron gehört bei mir seit meiner ersten Anwendung zu den "Must-Have's" im Haushalt.

In diesem Sinne wünsche ich Ihnen gute Gesundheit, und, wie es Dr. Spock zu sagen pflegte:

Leben Sie lang und erfolgreich.

www.ingramcontent.com/pod-product-compliance
Lightning Source LLC
Chambersburg PA
CBHW062048280526
45788CB00003B/1144